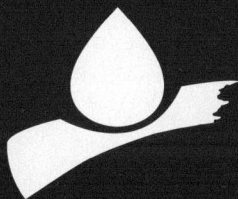

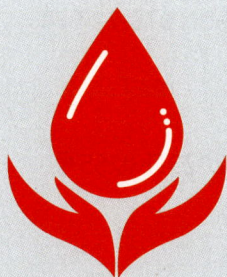

卓越献血服务设计与实践

THE DESIGN AND IMPLEMENTATION OF
EXCELLENCE IN BLOOD DONATION SERVICES

逄淑涛 / 李志涛 / 范丽莉 / 戴梓宁 / 石慧 **主编**

中国海洋大学出版社
·青岛·

图书在版编目（CIP）数据

卓越献血服务设计与实践 / 逄淑涛等主编. -- 青岛：
中国海洋大学出版社, 2025. 5. -- ISBN 978-7-5670
-4203-2

Ⅰ. R193.3

中国国家版本馆CIP数据核字第2025TK0255号

ZHUOYUEXIANXUEFUWU SHEJI YU SHIJIAN

卓越献血服务设计与实践

出版发行	中国海洋大学出版社			
社　　址	青岛市香港东路23号	**邮政编码**	266071	
出 版 人	刘文菁			
网　　址	http://pub.ouc.edu.cn			
电子信箱	813241042@qq.com			
订购电话	0532-82032573（传真）			
责任编辑	郭周荣	**电　　话**	0532-85902495	
印　　制	潍坊鑫意达印业有限公司			
版　　次	2025 年5月第1版			
印　　次	2025 年5月第1次印刷			
成品尺寸	170 mm×230 mm			
印　　张	15.25			
字　　数	280千			
印　　数	1～2000			
定　　价	168.00 元			

发现印装质量问题，请致电0536-8809938，由印刷厂负责调换。

编委会

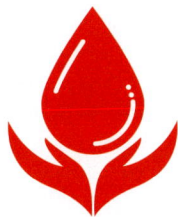

序言

款待之道，通往献血服务的卓越之旅

❤

"樊迟问仁。子曰：'爱人。'" ——《论语·颜渊》

解读：在献血服务中，将仁爱之心融入服务之中，关心献血者的身心健康，尊重他们的意愿和选择，为他们提供最好的服务体验。

无偿献血事业不仅是医疗体系中不可或缺的一环，更是社会文明进步的重要象征。无偿献血承载着生命的希望，连接着爱心献血者与亟需血液的人们。如何精心设计并持续优化献血服务，使其既能高效地满足采供血需求，又能保护和激发更多献血者的热情，同时兼顾服务提供者——员工与志愿者的需求，让更多人愿意主动、自发地参与无偿献血事业，成为亟待我们深思的重要课题。

与"接待"不同，"款待"不仅指物质上的关照，更反映了对心灵的抚慰。当我们谈论献血服务时，不仅仅是在谈论血液的采集与储存，更是在谈论如何以最好的方式对待每位献血者，让他们感受到"被尊重""被关怀""被款待"，这一点尤为重要。因此，将款待之道融入献血服务的每一个环节，是对这份无私奉献的最高敬意，也是推动献血服务迈向卓越的关键所在。

本书从多个维度出发，深入剖析了献血服务的现状与挑战，提出了以献血者为中心的服务理念，以及如何通过创新的管理模式、先进的技术应用、细致入微的人文关怀，构建一个既高效又充满温情的献血服务体系。

作为本书的执笔者之一，亦是献血服务设计领域的探索者，我深知服务设计在提升献血体验和献血者忠诚度，以及推动献血事业可持续发展中的核心作用。三年来，我亲眼见证了献血服务从传统的"以血液为中心"（或以业务为中心）向"以献血者为中心"的深刻转变，这一转变不仅体现在对献血者情感、需求及体验的深切关怀上，也反映在对员工与志愿者工作环境、职业发展及心理需求的全面关注中。我坚信，只有当服务系统中的每位参与者都感受到被重视、需求被满足时，这个系统才能实现真正的可持续运转。

在此次卓越献血服务的设计和实践中，我们综合运用了心理学、社会学、经济学、管理学、公关学、营销学等多个领域的知识，从可持续、可自我迭代和可更新的服务管理系统的角度对组织进行全面设计。本书引入了体验评估的NPS、SERVQUA模型和设计思维、服务设计等先进理念，这些理念不仅为我们构建了一套系统的服务设计流程与方法，还为我们建立了一个持续改进和优化献血服务的迭代机制，确保献血服务能够与时俱进，不断适应新的社会环境与献血者需求，同时兼顾员工与志愿者的合理需求。

为便于读者理解，本书特意添加了注解与案例。对于专业名词，本书也提供了解释，以帮助读者准确把握其含义与应用。同时，本书还引入了其他行业的服务案例，虽然这些案例与献血服务有所不同，但其设计理念与方法却具有普遍的借鉴意义，能够为读者提供新的思路与启示。

本书内容分为三部分。第一部分"设计篇"深入解读了我们的设计理念与方法，详细介绍服务设计的理念、流程及在打造卓越献血服务中的应用与实践；第二部分"实践篇"则分享了我们在推进过程中的实践经验与教训；第三部分"标准篇"展示了我们设计的操作标准，涵盖服务流程、界面、体验等方面，当然，这些标准也在持续升级中。

对于本书的使用方法，建议读者首先阅读"设计篇"，对卓越献血服务设计的基础框架进行基本了解；然后通过"实践篇"，深入了解实施过程中的实际操作与经验教训，在这个过程中您可以随时参考和对照"标准篇"，从而更好地了解并应用卓越献血服务的理念与方法。

在此，我要向青岛市中心血站表达诚挚的敬意与感激。作为献血服务革新的先锋与典范，青岛市中心血站不仅拥有卓越的服务创新理念与实践积累，更以非凡的视野与胆识不断追求卓越。在长达三年的紧密合作中，青岛市中心血站的领导与员工展现出了对"卓越献血服务"的坚定追求与高度敬业精神，令人肃然起敬。

尤为难忘的，是项目启动之初，因为现场工作受限，我们制定了"线上+线下"工作法，有多少次现场工作都是"抢"出来的！我们克服重重困难完成了连续两天的创会议。服务标准的制定之路亦是坎坷重重，从鞠躬的角度到递水的时机，每个细微之处都经历了无数次的质疑、讨论、模拟、测试与优化。也正是这份对细节的极致追求，铸就了这套凝聚着"卓越"精神的服务标准。

在后续标准落地实施的关键阶段，李志涛副站长、范丽莉主任及戴梓宁主任在忙碌的工作中坚持身体力行，频繁亲临一线进行示范指导，并积极参与讨论。与此同时，逄淑涛站长也在繁忙的工作中多次拨冗接受我们的访谈，以其独到的见解为服务设计提供了提纲挈领式的指导。岁月如梭，三年的时光在不经意间悄然流逝，当我们回首这段充满挑战的历程，内心充满了无限的感慨与深深的感动，这不仅是对我们过往不懈努力的致敬，更是对我们所取得宝贵成果的珍视。

此外，我还要衷心感谢我的团队，他们是推动项目进行的坚实力量。无数个夜晚我们在线上会议中热烈讨论，碰撞出思维的火花。特别感谢管理咨询专家庞琨女士、服务文化专家阎云女士、医疗服务管理专家刘亚囡女士、服务设计专家李春秋先生、摄像师栾福辉先生，还有助教老师隋瑜媛女士和杨晓娟女士，他们做出的卓越贡献共同铸就了项目的辉煌成果。

我相信，本书的出版将为献血服务领域的设计者、管理者及工作人员提供一份宝贵的参考与指南。它不仅有助于我们更深入地理解卓越献血服务的本质与精髓，还能提升我们的创新思维与实践能力，推动献血服务迈向更高水平，从而助推我们的献血事业进一步发展。正如青岛市中心血站党委书记、站长逄淑涛所坚持的理念——"我们所有的努力都是为了更多人愿意献血、持续献血并感召他人来献血。"

最后，我要再次感谢所有为献血事业付出辛勤努力的人们。正是有了你们的支持与参与，献血服务才能不断前行。希望这本书能够成为我们前进道路上的明灯，照亮我们追求卓越献血服务的征程。

卓越献血服务永无止境，青岛市中心血站的卓越献血服务之旅亦刚刚启航，还有很大的提升空间。让我们携手并进，以设计为桥梁，连接献血者与卓越献血服务，共同推动献血事业的繁荣发展！

石慧

青岛市中心血站服务升级首席顾问、明堂咨询创始人

目录

设计篇

"物有本末，事有终始，知所先后，则近道矣。"——《大学》

解读： 在献血服务的设计和实施过程中，明确服务的核心目标和阶段性任务，按照合理的顺序和步骤进行，确保服务的有效性和可持续性。

第一章

为何要高度重视献血服务？

　　无偿献血是现代社会公认的公益行为之一，它不仅拯救了无数急需输血的病患的生命，更是社会文明进步的象征。然而，要确保这一崇高事业的持续与发展，献血者的服务体验至关重要。

　　那么，为何献血服务如此重要？

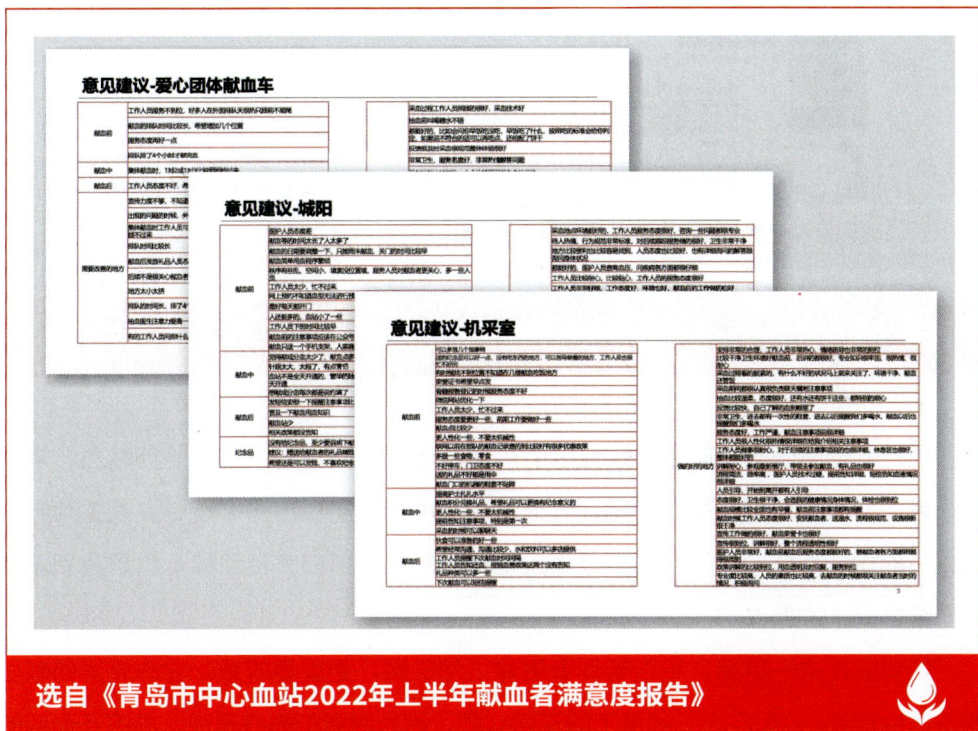

选自《青岛市中心血站2022年上半年献血者满意度报告》

　　一般来说，一旦活动参与者的体验感与预期不符，他们便可能选择放弃或不再坚持一件事。在无偿献血中，表现为献血者可能因服务不佳而中途放弃献血，或不再持续献血，甚至劝阻他人献血。

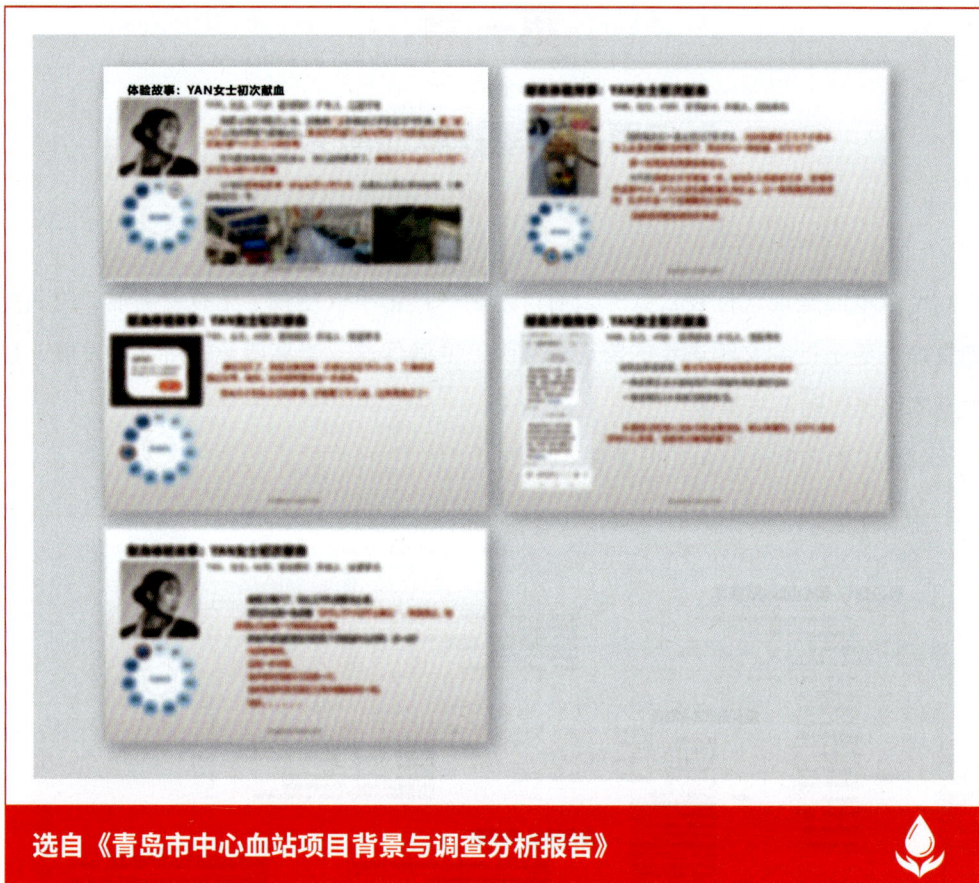

选自《青岛市中心血站项目背景与调查分析报告》

　　优质的献血服务，能激发献血者的热情，促使他们主动献血、坚持献血、带动他人献血，正如青岛市中心血站站长逢淑涛在项目之初提出的"让更多人主动参与献血"的理念那样，让人们主动献血正是卓越献血服务的终极目标，也是我们卓越献血服务设计的初心。

　　如何实现这一目标，不仅管理者需要了然于胸，更重要的是，它必须得到献血服务的执行者——即广大一线员工的深切认同，因为服务的最终呈现，离不开他们的努力。

第二章

怎样的献血服务才是我们的目标?

在探讨"服务升级"的问题时,首要任务是明确前行的方向,即"我们期望打造何种服务"。

我们的答案是:**卓越服务**。

青岛市中心血站素来以服务创新著称,且历年服务满意度调研结果均达到99%及以上。因此,本次服务升级并非对现有成果的简单维持,而是向更高标准迈进。我们的目标是超越"好服务",追求"卓越非凡"。

第一节 何为卓越献血服务?

什么样的献血服务才算卓越献血服务?这是一个令人困扰的问题。

曾经,我们用"客户满意度"这个数值来评判。青岛市中心血站连续十多年进行全面的满意度测评,截止到2022年第三季度项目启动前,各维度指标均高于98%,甚至过半数指标超过98%。但是,这就算卓越献血服务了吗?如果是的话,为什么我们还是会看到那么多献血者流失,发放宣传单时依然有许多人不愿意接受?

一、从"满意"到"推荐",让人愿意"转介绍"的服务才是卓越献血服务

让我们牢记卓越献血服务的初心——让更多人主动参与献血。基于这个初心,我们可以发现,其实,我们需要的不只是"献血者满意",我们更需要的是"献血者忠诚(持续献血)"和"献血者推荐(感召他人献血)"。其实,体验评估领域的另外一个指标更加符合我们的评估要求——NPS(净推荐值)。

NPS(Net Promoter Score)净推荐值又称净促进者得分,亦可称为口碑,是一种计量某个客户将会向其他人推荐某个企业或服务可能性的指数。它是现在较为流行的顾客忠诚度分析指标之一,专注于顾客口碑如何影响企业成长。密切跟踪净推

荐值，可以使企业更加成功。

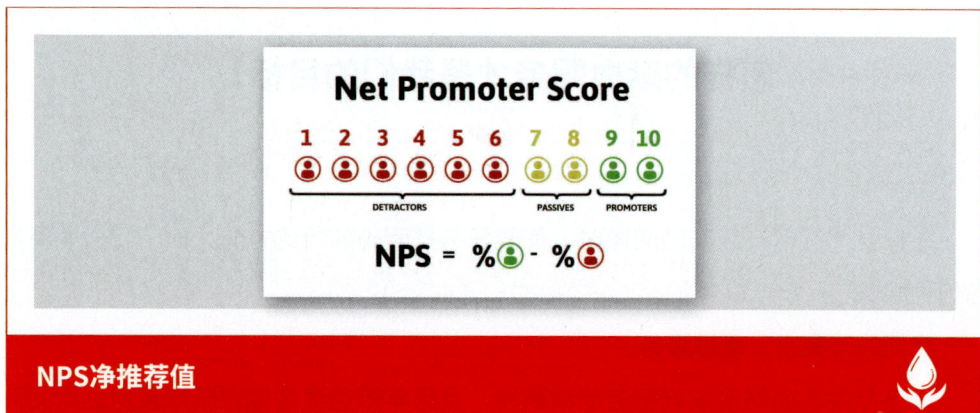

NPS净推荐值

净推荐值最早是由贝恩咨询公司客户忠诚度业务的创始人弗雷德里克·雷赫德于2003年在《哈佛大学商业评论》上发表的《你需要致力于增长的一个数字》一文中提出的。它对公共组织的运营也具有较高的实用价值。

净推荐值等于推荐者所占的百分比减去批评者所占的百分比，即：

净推荐值(NPS)=(推荐者数/总样本数)×100%－(贬损者数/总样本数)×100%

净推荐值的计算非常简单。问您的客户一个问题："您是否会愿意将公司/组织的名字推荐给您的朋友或者同事？"根据愿意推荐的程度让客户在0～10之间打分，然后根据得分情况建立客户忠诚度的三个范畴。

·**推荐者**（得分在9～10之间）：是具有最高忠诚度的人，他们会继续购买并将商品推荐给其他人。

·**被动者**（得分在7～8之间）：客户总体满意但并不狂热，将会考虑其他竞争对手的产品。

·**贬损者**（得分在0～6之间）：客户并不满意或者对你的公司/组织没有忠诚度。

净推荐值在50%以上被认为是不错的情况。如果净推荐值在70%～80%之间则证明公司/组织拥有一批高忠诚度的好客户。实际上，调查显示，大部分公司/组织的净推荐值处于5%～10%之间。

与满意度相比，净推荐值更值得关注。因为满意度调研需要通过问卷调研、电话访谈、面对面访谈等方式得到，这些方式相对复杂而且取决于调研者的调研技巧，很多时候并不能得到真正的意思表示。净推荐值有以下几个好处。

·**真实。**如果一个人愿意把某个公司推荐给他的朋友，那么他实际上是在用他的信用对推荐进行担保。

·**单纯。**它既不会被人看成是某种公司广告，也不会让受访者感觉到被"侵犯"，更不会像通常的客户满意度调查那样，因为问题太多而使所收集信息的有效性降低。

·**相关。**它是直接与公司的经营状况联系在一起的。不过，这里的经营状况不是单纯指利润。

在青岛市中心血站服务提升的第二年的年末现场访谈中，许多献血者愿意"主动推荐朋友来献血"，理由是"服务太好了"。

您可以扫码查看我们的访谈视频。

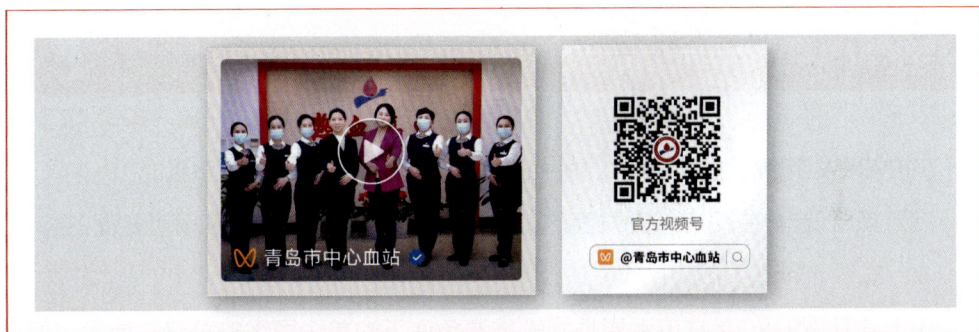

青岛市中心血站服务升级记录视频——献血者部分

二、超越期望，才能让献血者"愿意推荐"

净推荐值让我们找到了卓越献血服务的评价标准。那么，什么样的服务才会让献血者"愿意推荐"呢？SERVQUAL模型是国际上广泛认可的服务质量评价体系，为我们提供了新的视角。

SERVQUAL，即"Service Quality"的缩写，由美国市场营销学界专家帕拉休拉曼、蔡特哈姆尔与白瑞提出，其核心是"服务质量差距模型"——服务质量的高低，取决于用户感知的服务水平与用户期望的服务水平之间的差距。只有当服务超出献血者的期望值时，献血者才会愿意成为推荐人，他们才会对献血事业忠诚。

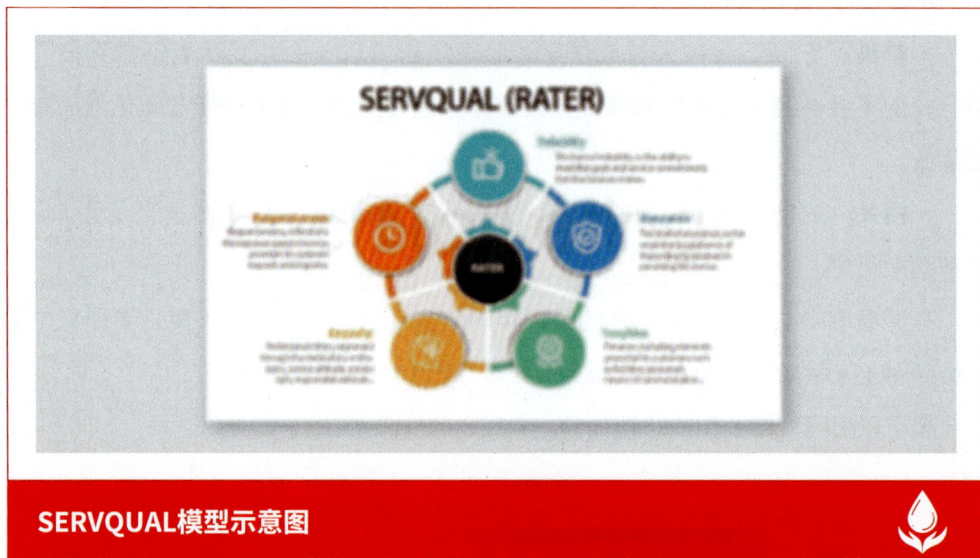

SERVQUAL模型示意图

SERVQUAL计算公式：$SQ = \sum_{i=1}^{22}(Pi-Ei)$，其中，SQ为感知服务质量。

Pi为第i个因素在顾客感受方面的分数；Ei为第i个因素在顾客期望方面的分数(i=1、2、3、…、n=22)。

由上式获得的SQ是在五大属性同等重要条件下的单个顾客的总感知质量，但是在现实生活中，顾客对决定服务质量的每个属性的重要性的看法是不同的。

因此,通过调查后，应确定每个服务质量属性的权重,通过加权平均得出更为合理的分数。

此时公式为:$SQ = \sum_{j=1}^{5} wj \sum_{i=1}^{22}(Pi-Ei)$(i=1、2、3、…、22；j= 1、2、3、4、5；wj为第j个属性的权重）。

将此时的SQ分数再除以因素数n(n=22)就得到单个顾客的平均分数。

最后将调查中所有顾客的分数取平均值就得到某企业该项服务产品平均分数。

由上述三位市场营销专家组成的服务质量管理领域的核心研究团队PZB从服务品质层面(determinants of service quality)提出十点分析，其为消费者服务品质感受的主要组成部分。

（1）可靠性：绩效和表现保持一致，并重视对消费者的承诺。

（2）反应性：员工提供服务之意愿和响应速度。

（3）胜任性：服务人员是否具备执行服务的专业知识和技巧。

（4）可及性：容易接触或联络的程度。

（5）礼貌性：服务人员服务顾客时或接听电话时，要有礼貌，体现出尊重、体贴与友善。

（6）沟通性：以消费者能听得懂的语言进行沟通，善于倾听。

（7）信用性：将客户利益放在首位，给消费者信任感。

（8）安全性：使消费者不为危险、风险而担心。

（9）了解性：对顾客需要的了解程度。

（10）有形性：服务的实体及其他服务设施。

第二节　卓越献血服务要做什么？

新的发展趋势下，献血服务应围绕服务的三个核心维度——使用、响应和人性关怀进行设计和优化，以提供卓越的服务体验。

1.使用维度

献血服务应确保献血过程的便捷性和高效性，使献血者能够轻松完成献血活动。这包括以下三个方面。

·**简化流程：**通过线上预约、自助填表等方式减少现场等待时间。

·**智能化设施：**利用智能设备和技术，如自助填表机、人脸识别系统，提高献血效率。

·**透明化信息：**提供清晰的献血指南、血液使用情况和反馈机制，提升献血者的信任感。

2.响应维度

献血服务应能够快速响应献血者的需求和问题，提供及时有效的解决方案。这包括以下三个方面。

·**快速反馈：**开通线上客服系统和热线电话，确保献血者的问题能够得到及时解答。

·**灵活调整：**根据献血者的反馈和需求，灵活调整献血时间、地点和方式，满足个性化需求。

·**危机应对：**建立危机应对机制，确保在紧急情况下能够迅速采取措施，保障献血者的安全和权益。

3.人性关怀维度

献血服务应关注献血者的情感需求，提供个性化的关怀和支持，使献血者感受到被重视和被尊重。这包括以下三个方面。

·**个性化服务：**根据献血者的年龄、性别、健康状况等因素，提供个性化的献血建议和健康管理方案。

·**情感支持：**通过温馨的环境设计、专业的心理辅导等方式，缓解献血者的紧张情绪，提供情感上的支持。

·**社会回馈：**为献血者提供荣誉证书、积分奖励等回馈方式，提升献血者的成就感和归属感。

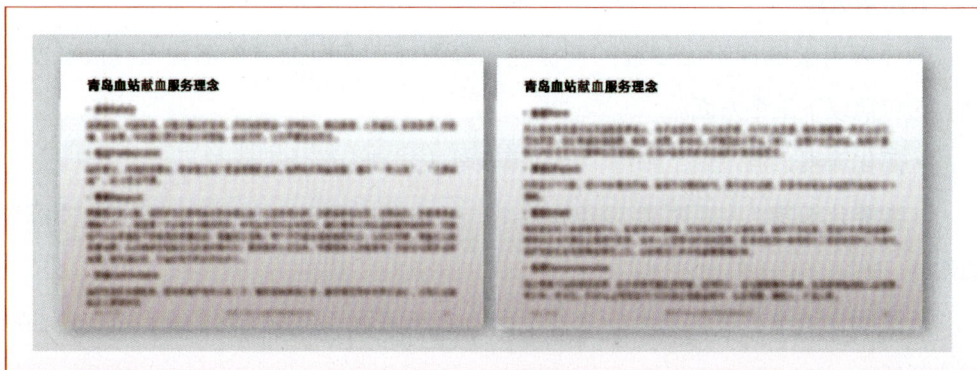

选自《青岛市中心血站服务创新愿景》

【参考案例】青岛市中心血站"智慧献血"服务创新实践

青岛市中心血站作为献血服务的先行者，通过深度融入智能化设备与技术，进行了献血服务的全面革新。

青岛市中心血站精心搭建了线上预约平台，让献血者能够轻松预约献血时间与地点，极大地方便了献血者的行程安排。在此基础上，引入了全面优化献血流程，融合电子签名、智能导航等系统，实现全流程无纸化，不仅显著提升了献血的效率，更确保了献血过程的安全性。为进一步优化献血体验，青岛市中心血站创新性地采用了智能叫号系统，并与手机应用"无缝对接"，彻底改变了传统人工呼叫的烦琐和尴尬。献血者只需静候手机提醒、倾听系统呼叫，无须频繁询问或担心错过叫号，而员工的工量也得以减少，工作效率得以提升。这一改变也显著提升了献血者的整体体验感。

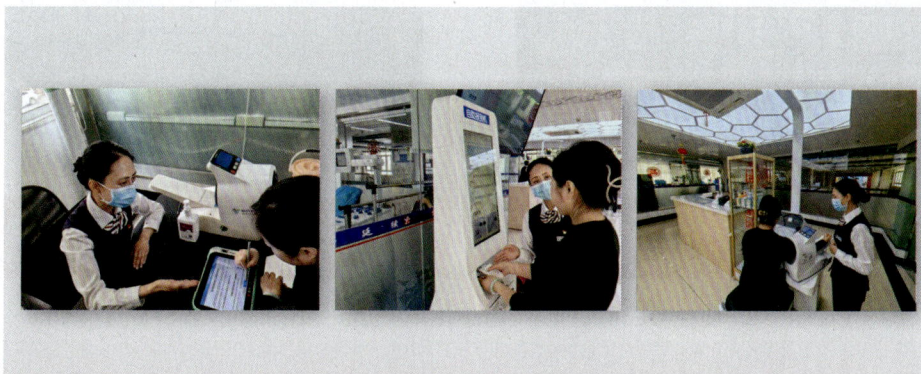

"智慧献血"部分场景

青岛市中心血站不仅注重技术的革新，更将人性关怀融入服务的每一个细节。献血场所设有温馨的休息区，为献血者提供舒适的休憩环境；同时，每个服务细节的设计都充分考虑了献血者和员工的心理诉求，让献血服务中的每位献血者都能感受到被尊重、被重视。

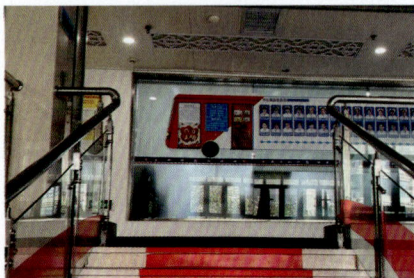

机采大厅入口-改造前

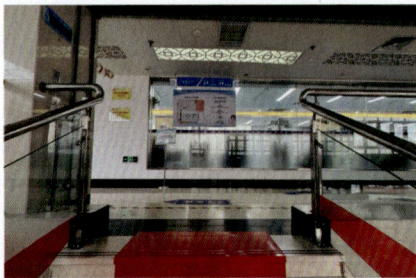

机采大厅入口-改造后

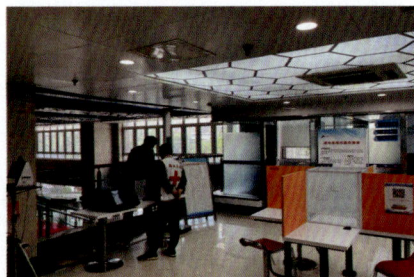

报到区-改造前

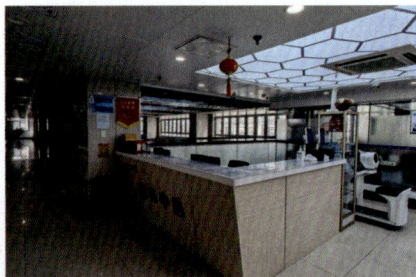

报到区-改造后

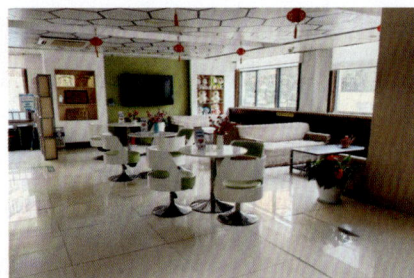

休息区-改造前

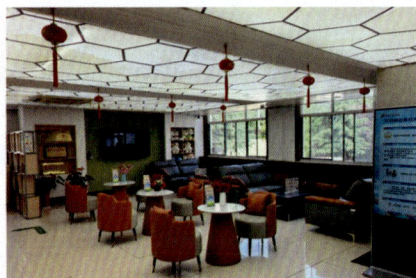

休息区-改造后

通过这一系列举措，青岛市中心血站不仅成功提升了献血者和员工的满意度与忠诚度，更为无偿献血事业的蓬勃发展注入了强劲动力。

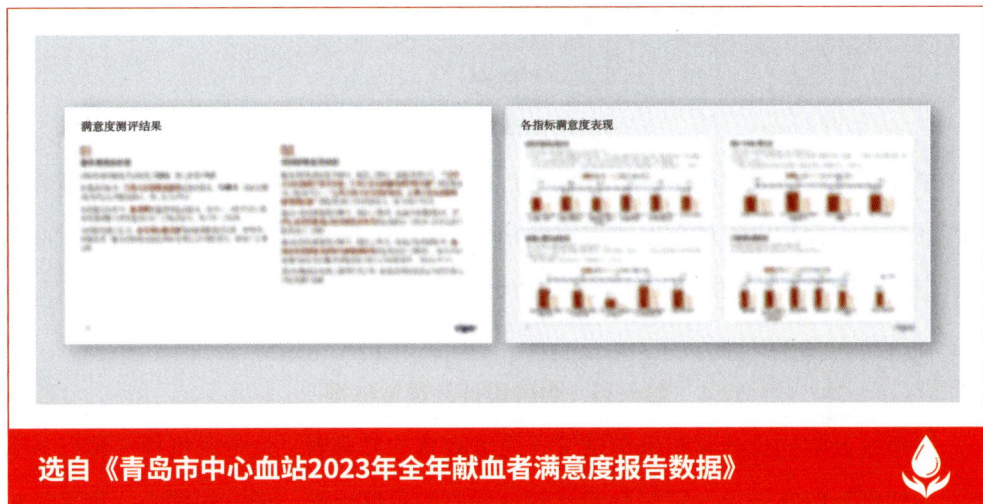

选自《青岛市中心血站2023年全年献血者满意度报告数据》

第三节 AI+卓越献血服务

随着"服务4.0"时代的到来，数智化技术的使用也应该成为卓越献血服务必不可少的工具和依托。

"服务4.0"：献血服务的未来图景

"服务4.0"以自动化、数字化、虚拟化、可视化为特征，借助人工智能、虚拟现实等尖端科技，为献血者提供全流程的贴心服务。

· **自动化服务**：在线预约、身份自动识别、自助填表机等智能化工具，让献血过程更加高效便捷。

· **数字化服务**：大数据分析助力个性化献血建议与健康管理方案的制订，让献血更加科学、合理。

· **虚拟化服务**：虚拟现实技术打造沉浸式的献血体验，让献血者在虚拟世界中感受献血的意义与价值。

· **可视化服务**：血液库存管理系统、献血流程演示等可视化工具，让献血过程一目了然，提升献血者的信任感与参与感。

第三章

卓越献血服务是"设计"出来的

卓越服务并非偶然产生的，而是精心设计和不断测试、迭代的结果。本章将深入探讨服务设计的理论依据，通过案例来分析公共组织和商业组织是如何进行服务设计的，这些内容都是我们进行服务设计的借鉴。

第一节 服务设计的理论依据

斯坦福大学的设计学院是全球设计思维教育的领导者。设计思维是一种以人为本、迭代创新的方法论，它鼓励设计者从用户的角度出发，通过同理心、定义、构思、原型和测试五个步骤来解决问题。这种方法不仅适用于产品设计，更广泛应用于服务设计、组织创新等多个领域。设计思维强调快速原型制作和测试，鼓励团队成员跨学科合作，共同寻找创新性的解决方案。

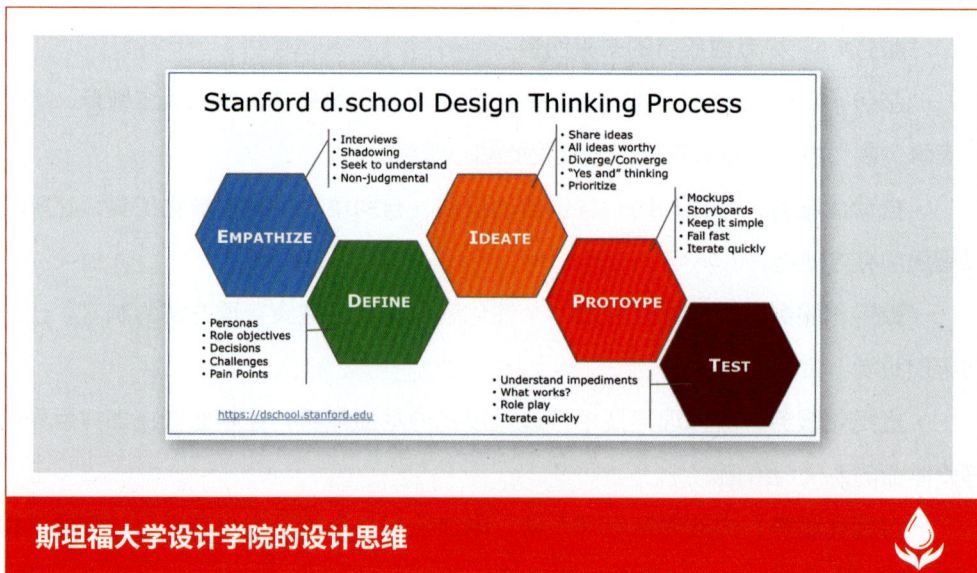

斯坦福大学设计学院的设计思维

设计思维是服务设计的核心方法论。服务设计旨在优化服务流程、提升用户体验，而设计思维提供了一种系统性的方法来理解和解决服务中的挑战。通过设计思维，服务设计者可以更加深入地理解用户需求，探索创新性的服务概念，并通过快速原型制作和测试来验证和优化这些概念。因此，设计思维为服务设计提供了强有力的支持，使服务设计过程更加高效。

服务设计是一门跨学科的领域，它综合运用设计思维、用户体验、市场营销、运营管理等多方面的知识，旨在提升服务的质量、效率和用户体验。服务设计通过系统地分析用户的需求、行为和情感，设计并优化服务流程、环境和交互方式，从而创造更具价值的服务体验。

服务设计起源于20世纪80年代的欧洲，最初应用于工业设计领域。随着全球化的加速和科技的进步，服务设计逐渐发展成为一门独立的学科，并在金融、医疗、教育、旅游等多个领域得到广泛应用。近年来，随着数字经济的兴起和人工智能技术的发展，服务设计正向着更加智能化、个性化的方向发展。

【参考案例】和睦家医院的服务设计实践

和睦家医院作为一家口碑较好的私立医院，将设计思维引入日常服务，进行全员学习，成为国内首个这样做的医疗机构。以下是对其服务设计实践的详细分析。

1.领导层的决心与推动

• **核心领导层的战略洞察**：和睦家医院的核心领导层认识到服务设计是一种竞争优势，决定将其引入医院，以革新医护服务。

• **资源投入与推动**：通过核心领导层的推动，所有管理人员对服务设计的价值有了清晰的判断，并形成了对未来服务转型战略的共识。

2.服务设计人才的培养与选拔

• **内部培训**：和睦家医院举办了线上训练营和内部服务微设计大赛，挑选出一批有潜力的员工，给予更多的资源支持。

• **桥梁型人才的培养**：和睦家医院注重培养懂业务、懂设计的桥梁型人才，以推动服务设计的落地。

3.跨部门协同与流程优化

·**破除部门壁垒：**和睦家医院通过服务设计，拆除了"部门墙"，打通了业务板块。

·**流程优化：**和睦家医院从简化现有流程入手，如通过数字化手段提升日间门诊效率、简化HPV疫苗的预约及接种流程，提升了患者的就医体验。

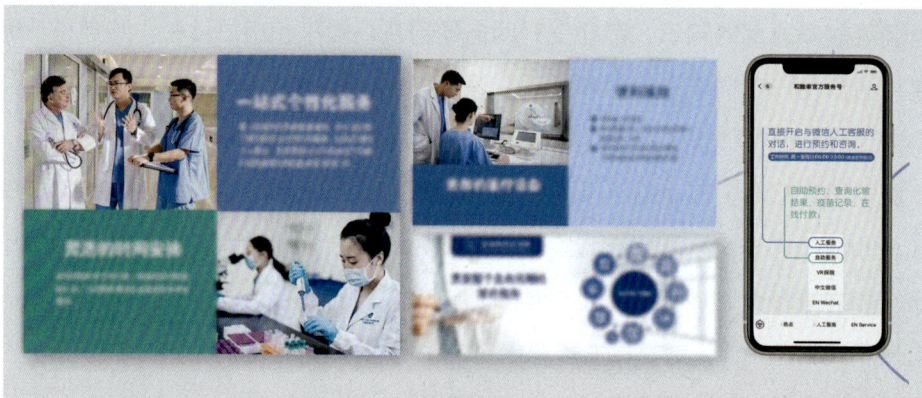

和睦家医院服务设计实践

4.以患者为中心的服务设计

·**定制化服务：**和睦家医院提供由家庭医生主导的定制化健康体检等增值服务，倡导以价值为导向的医疗服务。

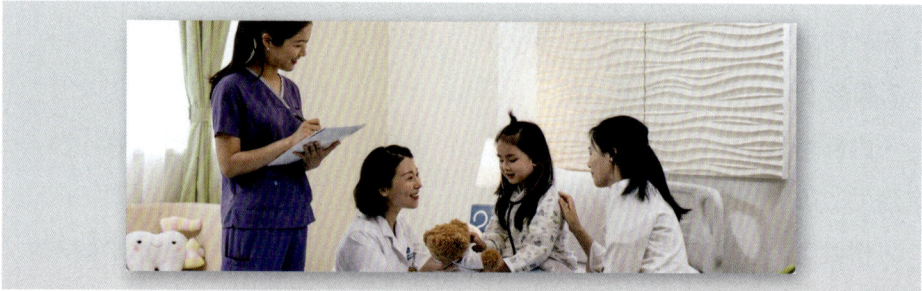

和睦家医院服务宣传图

·**患者参与**：在服务设计的各个阶段，医院都主动邀请患者参与，以更好地满足患者的需求和期望。

5.物理空间与心理空间的营造

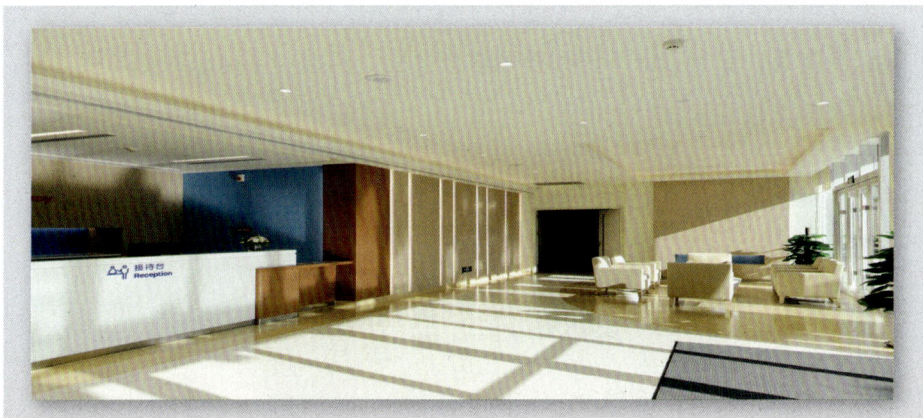

和睦家医院内部设计

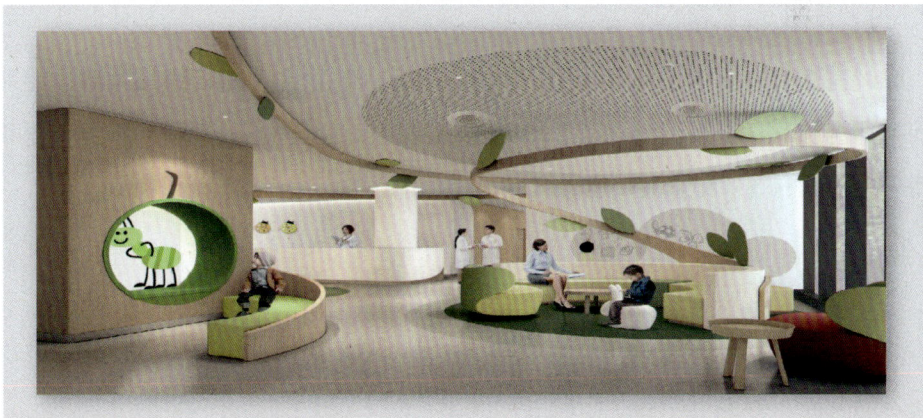

和睦家医院内部设计

· **物理空间：**和睦家医院创造开放、平等的物理空间，促进了跨部门协同的可能性。

· **心理空间：**和睦家医院提供了安全的心理空间，激发了员工的创新灵感，形成了包容试错的氛围。

6.服务设计的成效与影响

· **患者满意度提升：**通过服务设计，患者的满意度和忠诚度显著提升。

· **组织变革：**服务设计不仅改善了客户体验，还推动了组织的变革和转型，提升了医院的竞争力和影响力。

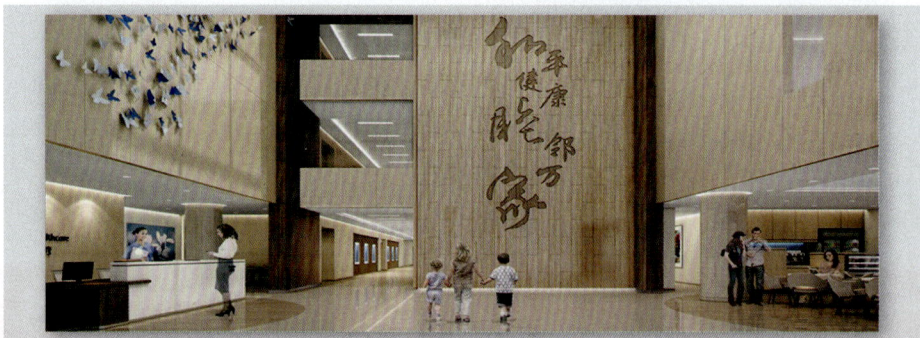

和睦家医院宣传图

和睦家医院的服务设计实践是一个典型案例，它展示了如何通过服务设计来优化医疗服务流程、提升患者体验、推动组织变革和转型。这一实践不仅为和睦家医院带来了显著的成效和影响，也为其他医疗机构提供了宝贵的借鉴。

第二节　英美等国如何使用设计思维设计公共服务

英美等国在公共服务设计方面积累了丰富的经验。他们通过引入设计思维，实现了公共服务的优化和升级。

1.英国政府的"数字政府"计划

英国政府通过引入设计思维，优化了政府服务的线上流程，提升了服务的便捷性和效率。其中，"政府网关"平台成为该计划中的亮点，它整合了众多政府服务，使公民可以一键访问和办理业务。这一创新项目不仅显著提升了公众满意度，还荣获联合国公共服务奖，体现了设计思维在公共服务创新中的作用。

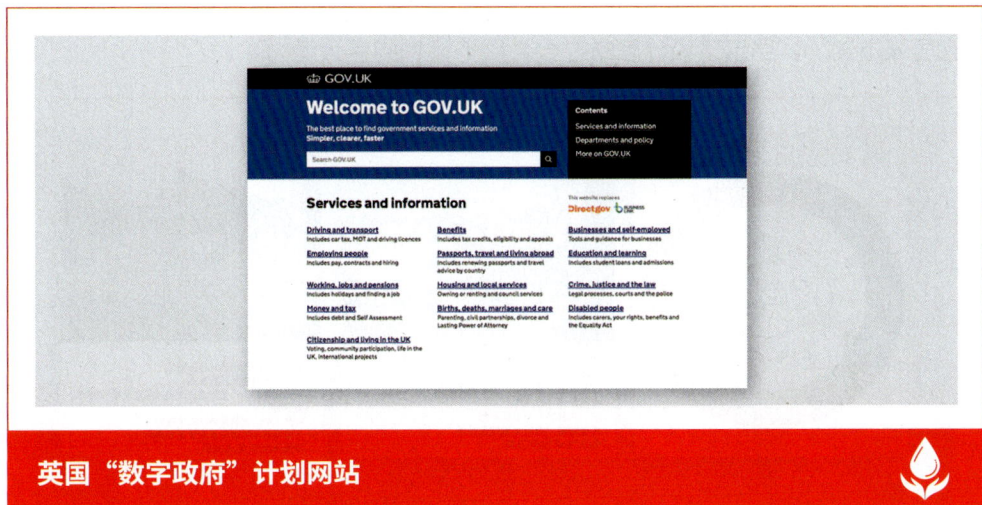

英国"数字政府"计划网站

2.美国纽约市的"311"市民服务热线

纽约市通过设计思维，对"311"市民服务热线进行了全面优化。新的热线系统不仅响应速度更快，问题解决效率也大幅提升，赢得了市民的广泛赞誉。此外，该项目还因其出色的服务设计，在联合国公共服务论坛中获得了高度评价。

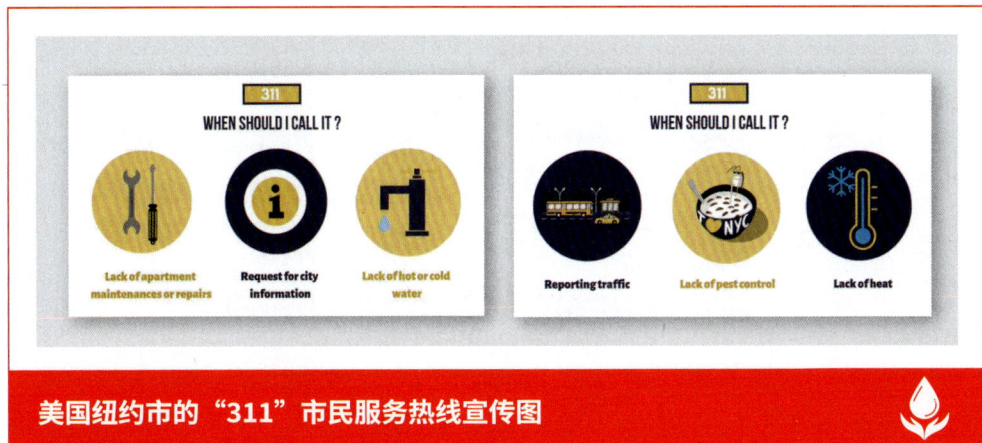

美国纽约市的"311"市民服务热线宣传图

3.英国伦敦的"健康步道"项目

伦敦市政府运用设计思维，打造了多条连接公园、绿地和社区的"健康步道"，旨在鼓励市民增加户外活动和锻炼。该项目不仅提升了市民的健康水平，还增强了社区的凝聚力。凭借创新的服务设计和显著的社会效益，该项目荣获联合国"宜居城市奖"，展示了设计思维在公共服务领域的巨大潜力。

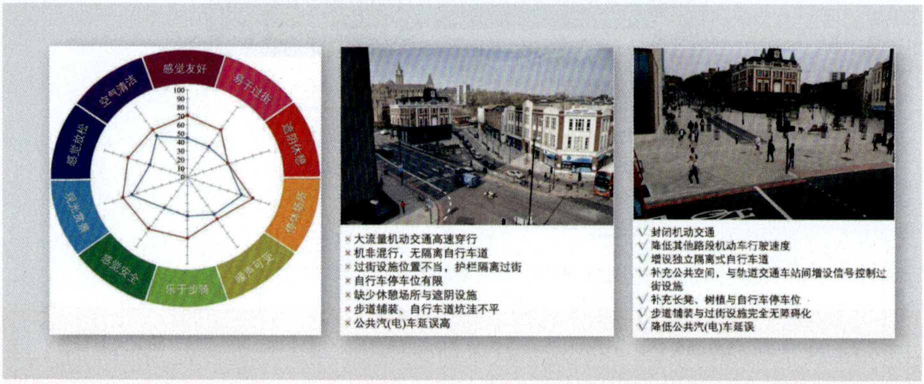

英国伦敦的"健康步道"项目

根据设计导向，将"健康步道"项目的10项指标分解为31个子指标进行改造前后的对照评估。

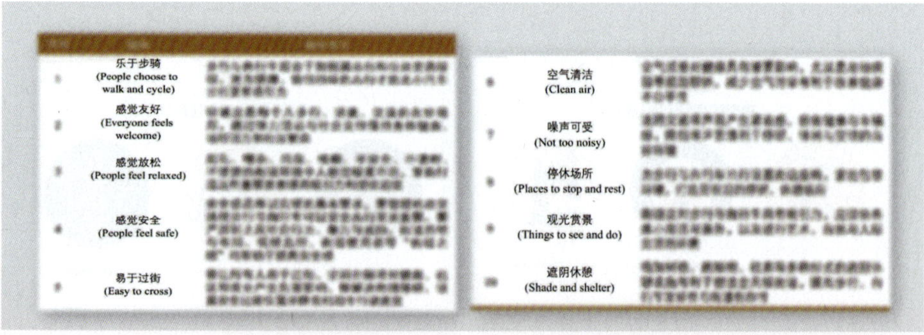

英国伦敦的"健康步道"项目10项指标及含义

4.英美公共服务设计给卓越献血服务的启示

从英美两国的公共服务设计案例中，我们可以汲取诸多宝贵经验。首先，设计思维的应用是关键，它强调以用户为中心，通过同理心、定义、构思、原型和测试等步骤，深入了解用户需求，从而设计出更加贴近用户期望的服务。其次，公共服务设计应注重整合与创新，如英国政府的"数字政府"计划，通过整合多项服务，实现了流程的简化和效率的提升。最后，公共服务设计还需关注社会影响力和可持续性，如伦敦的"健康步道"项目，不仅提升了市民健康水平，还增强了社区凝聚力，实现了社会效益的最大化。

对于献血服务而言，可以运用设计思维，深入了解献血者的需求和期望，优化献血流程，提升献血体验。同时，还可以探索献血服务的整合与创新，如开发献血App实现线上预约、查询等功能，提升服务的便捷性和效率。此外，献血服务的设计还应注重社会影响力和可持续性，通过宣传和教育，提升公众对献血的认识和参与度，推动无偿献血事业的健康发展。

第三节　商业组织如何通过服务提升客户黏性和转介绍

在商业领域，服务设计不仅是提升用户体验的关键，更是提升客户黏性、促进转介绍的有效手段。以下两个真实案例将展示商业组织如何通过创新服务设计，实现客户黏性与转介绍的双赢。

案例一：亚马逊的Prime会员服务

亚马逊通过Prime会员服务，成功地将一次性购物者转化为长期忠诚客户。Prime会员服务不仅提供免费的快速配送、海量的影视娱乐资源，还包括音乐流媒体、Kindle电子书借阅等多种附加价值。这种全方位的服务设计，不仅满足客户的购物需求，更在娱乐、阅读等多个生活场景中提供便捷和乐趣，极大地提升了客户的黏性和满意度。此外，亚马逊还通过会员专属优惠、积分回馈等激励机制，鼓励会员进行更多的消费和转介绍，进一步扩大了Prime会员服务的用户基础和影响力。

案例二：星巴克的"第三空间"与会员奖励计划

星巴克以其独特的"第三空间"理念，将咖啡店打造成为除了家和办公室之外的第三个舒适社交场所。通过精心设计的店内环境、舒适的座椅、免费Wi-Fi等措施，星巴克为客户提供了一个放松、交流和工作的空间，从而增强了客户的归属感和忠诚度。此外，星巴克还推出了会员奖励计划，通过积分累积、优惠券兑换等方式，鼓励客户进行重复消费和口碑传播。这种服务设计不仅提升了客户的消费体验，还通过会员之间的口碑传播，有效地促进了新客户的获取和转介绍。

这两个案例共同展示了服务设计在提升客户黏性和转介绍方面的巨大潜力。通过深入了解客户需求，设计并提供超出期望的服务体验，商业组织就可以赢得客户的信任和忠诚，进而实现业务的持续增长和品牌的长期发展。对于献血服务而言，同样可以借鉴这些成功案例，通过创新服务设计，提升献血者的满意度和忠诚度，促进献血事业的可持续发展。

综上所述，服务设计在提升服务质量、效率和用户体验方面发挥着重要作用。无论是公共服务还是商业服务，都可以通过引入设计思维和服务设计方法，实现服务的优化和升级。对于献血服务而言，同样可以借鉴这些理论和方法，通过精心设计和实践，为献血者提供更加优质、便捷和人性化的服务体验。

第四章

怎样"设计"卓越献血服务？

当我们清晰界定了卓越献血服务的内涵后，接下来让我们深入探讨如何运用服务设计工具，逐步构建并优化我们的献血服务系统。

第一节　目的：卓越献血服务，旨在激发更多人的献血热情

卓越献血服务的设计始于精准的目标设定。我们深知，"服务"不应仅为服务本身而存在，而应承载着明确的目的。对于献血服务而言，其核心目标无疑是"吸引并维持更多人次的献血参与"。然而，这一目标过于宽泛，难以直接指导实践。因此，我们需要将其具体化、精细化，以确保目标的清晰度和可操作性。

第一步：需求洞察

从2022年7月5日到11月30日，我们采用以下方法以确保数据的真实与可参考。

·桌面调研：学习卫生健康相关政策导向、分析青岛市中心血站内部数据、调研国内外优秀献血服务案例等，把握献血服务的发展趋势。

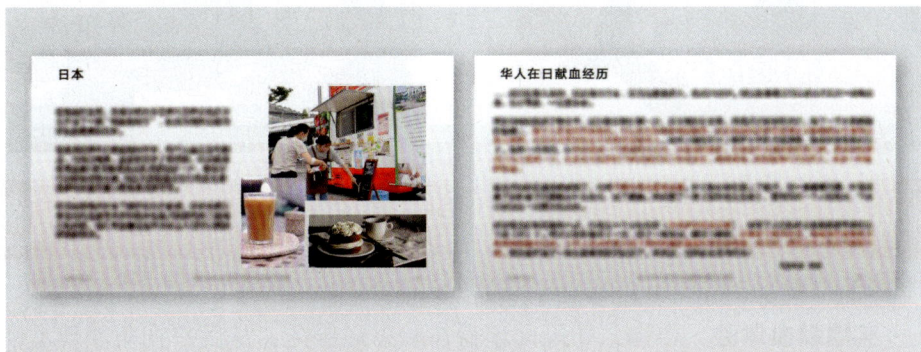

学习来自日本的献血服务经验

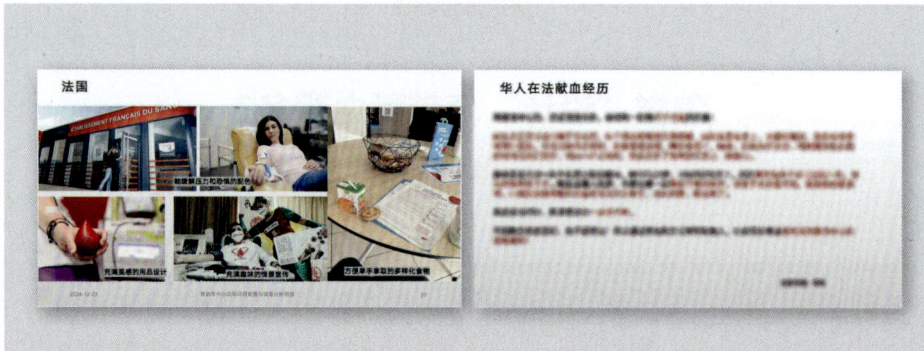

学习来自法国的献血服务经验

· **电话访谈、深度访谈与情境访谈：** 通过电话沟通、面对面交流及模拟献血场景，捕捉更细腻的服务体验细节。青岛市中心血站共投入13人次，访谈45人次，包括初次献血者12人、持续献血者16人、流失献血者5人，站长、副站长、各级管理者代表等6人，机采员工9人（占机采员工总数的30%），机采志愿者3人（占在岗人数的100%）。

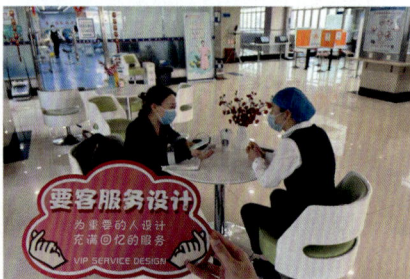

访谈员工

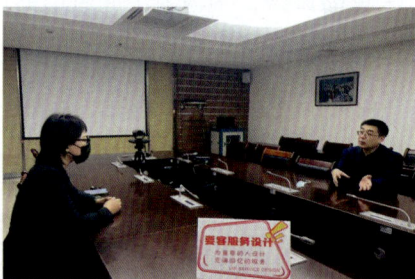

访谈青岛市中心血站站长逄淑涛

· **实地献血体验：** 咨询公司顾问亲身体验献血服务，从用户视角发现潜在问题。派出3位顾问亲自在青岛市中心血站机采大厅、献血屋等点位进行实地献血体验。

卓越献血服务设计与实践

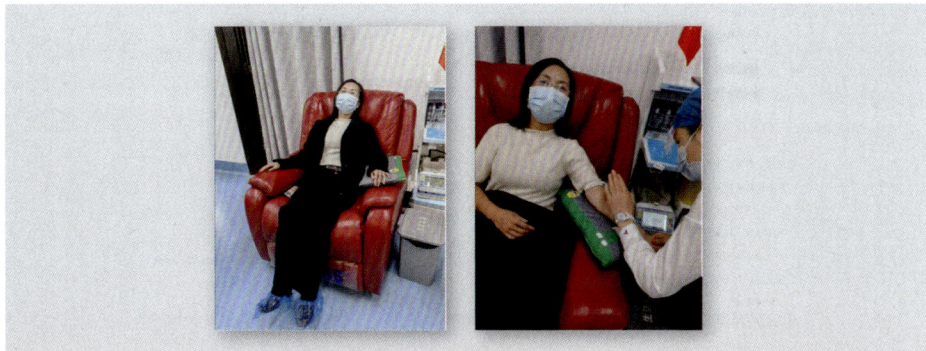

咨询公司顾问体验服务

・**团队共创**：通过培训、工作坊及共创营等形式，凝聚团队力量，同时调研一线员工的认知和需求，为后续服务升级奠定基础。青岛市中心血站分别进行了《服务设计》学习、案例参访、服务创新大赛、高层工作坊、基层共创营等共创工作，参加人数共计108人，其中中层管理团队9人，献血者和志愿者代表4人，基层采血工作人员95人（占总人数的98%）；产出服务创新参赛方案27条，服务创新举措690条，回收前置作业10份。

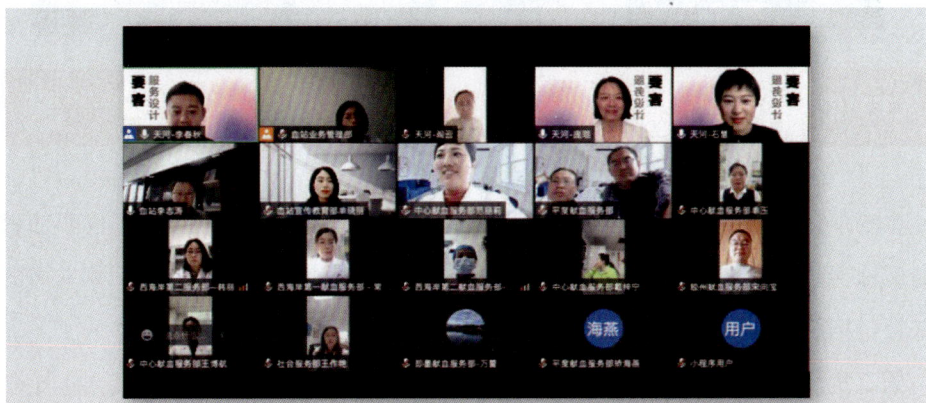

全员线上培训

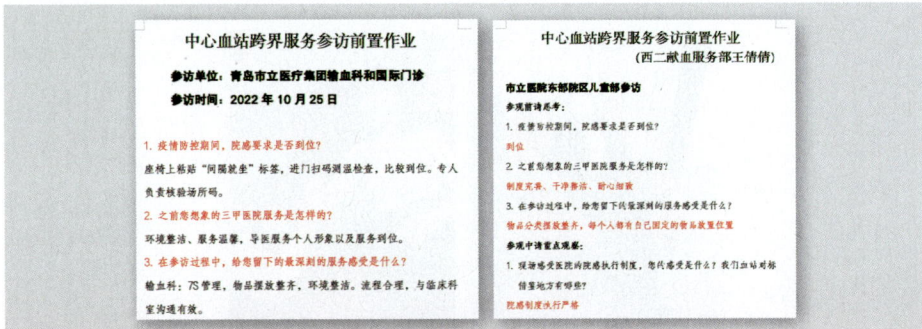

管理者前置作业

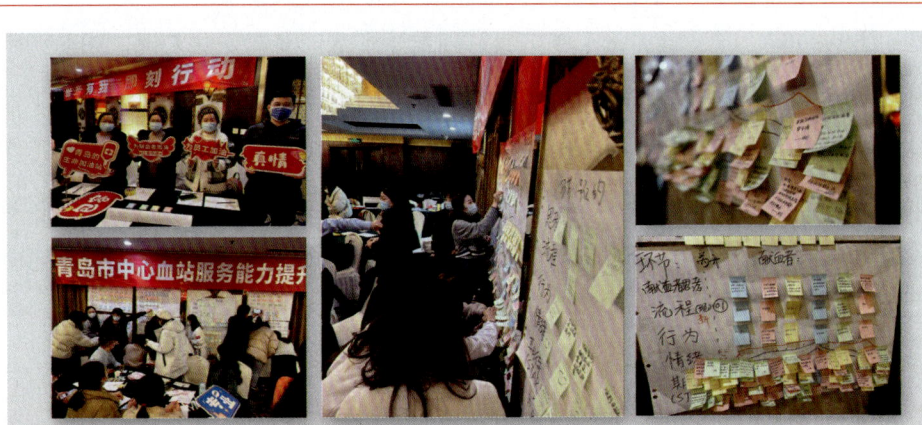

员工共创

本书从多个维度出发，深入剖析了献血服务的现状与挑战，提出了以献血者为中心的服务理念，以及如何通过创新的管理模式、先进的技术应用、细致入微的人文关怀，构建一个既高效又充满温情的献血服务体系。

第二步：数据分析

基于调研结果，进行SWOT分析，明确青岛市中心血站的优势、劣势、机遇与威胁。

SWOT分析是一种战略规划工具，用于评估一个组织、项目或个人在特定情境下的优势（Strengths）、劣势（Weaknesses），以及面临的机遇（Opportunities）和威胁（Threats）。这种分析方法有助于全面了解当前的状况，为制定未来的发展战略提供重要依据。

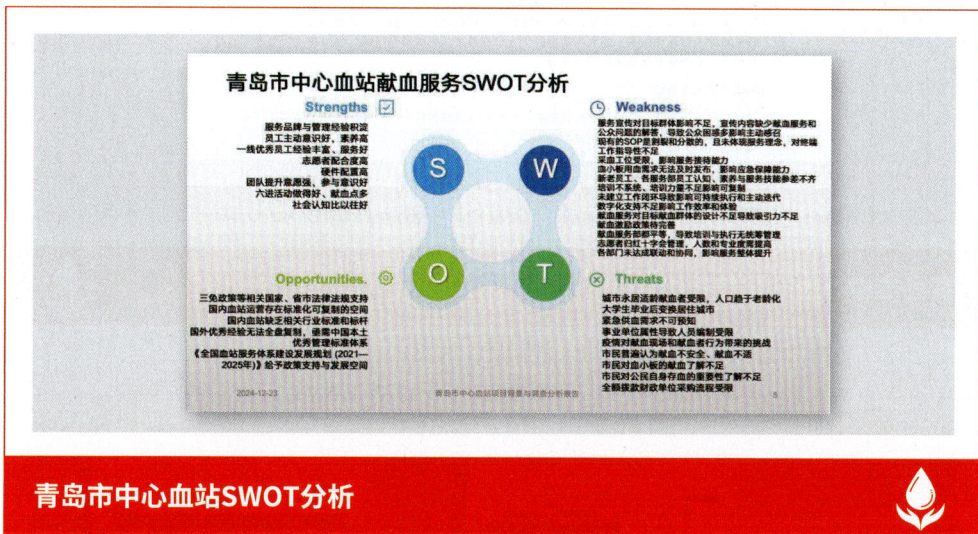

青岛市中心血站SWOT分析

第三步：目标界定

结合《全国血站服务体系建设发展规划(2021—2025年)》，设定三年服务升级目标，并逐年细化。目标旨在通过标准化服务、精致化管理及信息化工具，打造高素质团队，提升献血者的满意度、忠诚度及感召力，最终实现献血者数量的良性增长，满足青岛市临床用血需求，争创全国采供血行业的献血服务标杆和引领者。

通过这一系列步骤，我们不仅明确了献血服务的目标，还为其实现提供了清晰的路径和策略。这有助于我们更好地满足献血者的需求，激发更多人的献血热情，共同推动献血事业的蓬勃发展。

全站100多位献血服务工作人员也认领了自己的目标。

青岛市中心血站服务升级目标

员工认领的目标

第二节　原则：卓越献血服务，不一定要花钱才能实现

我们深知作为公益一类事业单位，如何高效利用资源、实现献血服务的优化与提升，是必须面对的重要课题。因此，我们设计了"从高处着眼、从小处着手"的设计原则，旨在充分激发集体和个体的智慧，积极利用现有的条件，只投入必需的花费，实现献血服务的效益最大化。

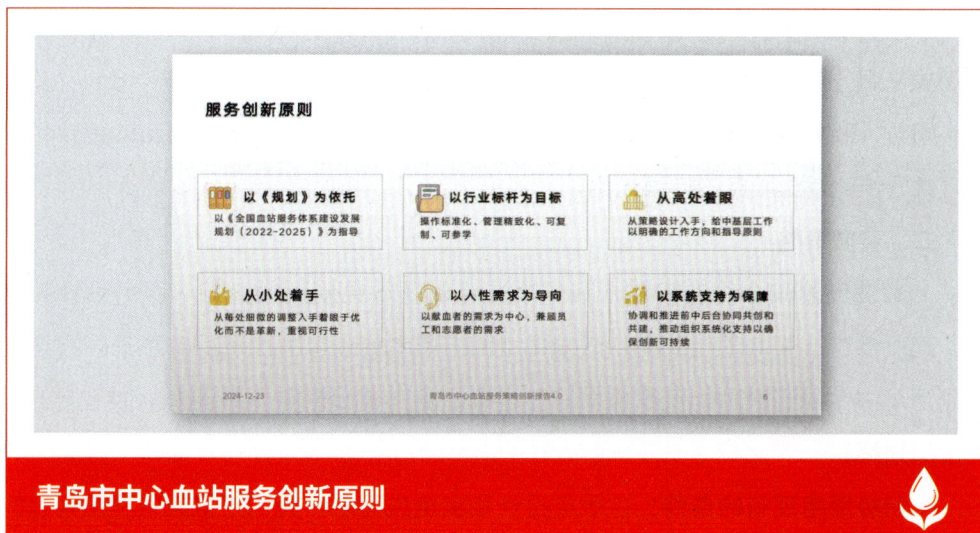

青岛市中心血站服务创新原则

一、设计原则

·**从高处着眼**：青岛市中心血站之前已有"热血真情"服务品牌和相关文化，且进行过很好的创新实践，但是在服务策略方面的解读还需要完善和与时俱进。因此，我们在献血服务的整体目标下使用战略驱动力模型，首先明确了献血服务策略——愿景、使命、指导原则。

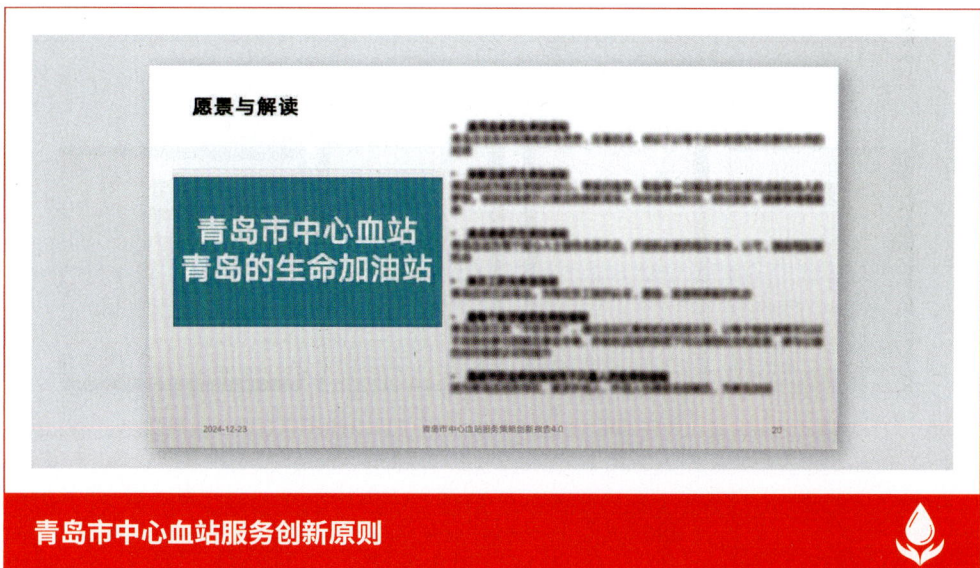

青岛市中心血站服务创新原则

· **从小处着手**：我们注重从细节入手，通过观察和了解献血者的需求和期望，不断优化服务流程和服务细节，提升献血者的服务体验。

同时，我们也鼓励员工和志愿者发挥创新思维，积极提出服务创新的建议和举措，共同推动献血服务的持续优化。

二、实施策略

· **激发集体和个体的智慧**：我们通过组织团队共创活动，如《服务设计》学习、案例参访、服务创新大赛，激发员工和志愿者的创新思维和服务意识。在这些共创活动中，我们鼓励大家积极发言、分享经验、提出创意，共同为献血服务的优化出谋划策。

· **积极使用现有的条件**：在服务设计和实施过程中，我们注重充分利用现有的资源和条件，如场地、设备、人员，避免不必要的浪费和重复建设。同时，我们也注重服务的持续性和稳定性，通过建立服务监测和评估机制，不断优化和改进服务流程，确保献血服务能够持续稳定地运行。

· **"只花必须花的钱"**：在服务设计和实施过程中，我们坚持"只花必须花的钱"的原则，避免不必要的开支和浪费。我们通过合理规划和预算，确保每一项开支都能够带来实际的效益和回报。

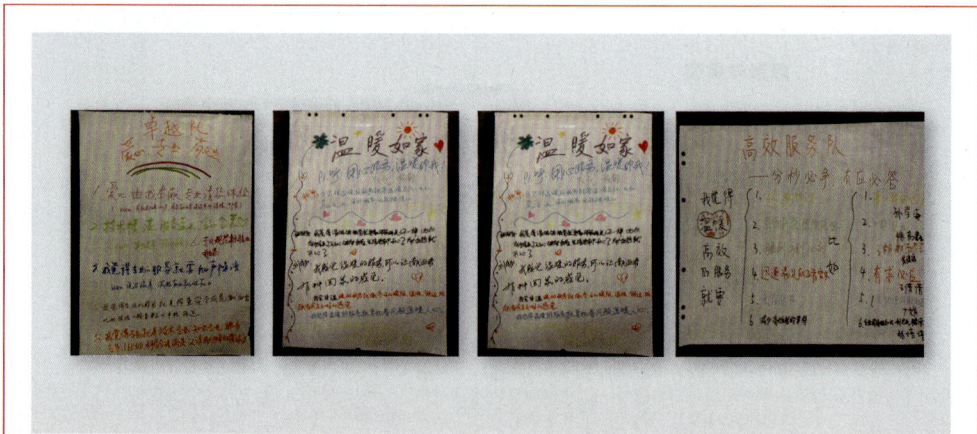

员工自己画的服务海报

三、共创活动成果

通过两个共创活动——服务创新大赛和基层共创营，我们共收集到27条服务创新参赛方案和690条服务创新举措。

这些方案和举措涵盖了献血服务的各个方面，如服务流程优化、服务环境改善、服务质量提升，它们来自中基层，绝大部分都具有非常高的可行性，是有针对性的优化方案。这些成果不仅为后续的服务优化提供了宝贵的参考和借鉴，也充分展示了集体和个体的智慧和创造力。

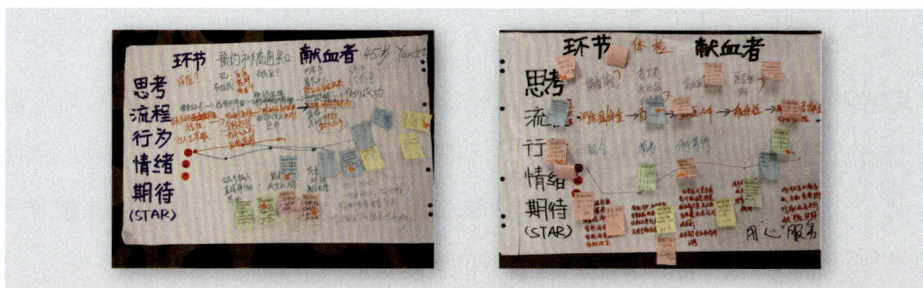

员工共创成果

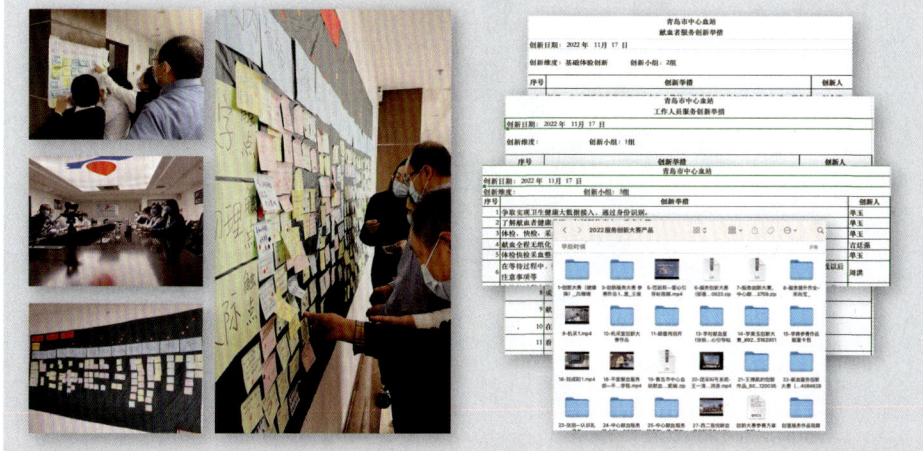

中层共创成果

在近三年的服务升级过程中，青岛市中心血站在献血服务的优化与提升方面，始终秉承"从高处着眼、从小处着手"的设计原则，积极"激发和借力"员工智慧，实现了献血服务的持续优化和创新。

第三节　依据：卓越献血服务，不能只考虑献血者的诉求

在探讨献血服务的设计时，我们不应局限于"客户需求"的传统框架，而应提升至"用户需求"的广阔视角。从"客户"到"用户"的细微转变，实则蕴含了对服务全面性和深入性的更高要求。

一、"客户"还是"用户"？

献血服务的卓越性，在于其能否满足所有利益相关者的需求，而非仅限于献血者。因此，我们需利用利益相关者地图，细致梳理献血者、血站工作人员、志愿者及社会公众等多元群体的需求与期望。青岛市中心血站的利益相关者地图便是一个生动的例证，它揭示了服务设计中需兼顾的多方考量。

青岛市中心血站的利益相关者地图

在这一框架下，我们不仅要关注献血者的直接诉求，更要深入思考如何提升员工的工作满意度、优化志愿者的使用体验、增强公众对献血事业的认识，以及争取政府与媒体的支持。通过多元化的视角和方法，确保服务方案能够平衡各方利益，实现共赢。而用户群体的需求和期望往往存在差异。因此，我们需要进行深入的用户分析，明确不同用户群体的需求和特点，以此为基础进行服务设计。

二、现有用户还是潜在用户？

现有用户的需求往往不足以指导服务的全面优化，因为现有用户不一定是最理想的用户。例如，我们通过分析发现，现有持续献血者的年龄结构不佳（献血者老龄化在全国甚至全世界都是需要被重视的趋势），机采献血者中18至24岁（我们称为"小李"）的群体仅占16%，而45至60岁（我们称为"老李"）的群体却占了30%。虽然"老李"们献血意愿强烈，但随着年龄的增长，其献血能力和频率可能会逐渐下降。因此，这个数据凸显了献血工作的潜在风险。

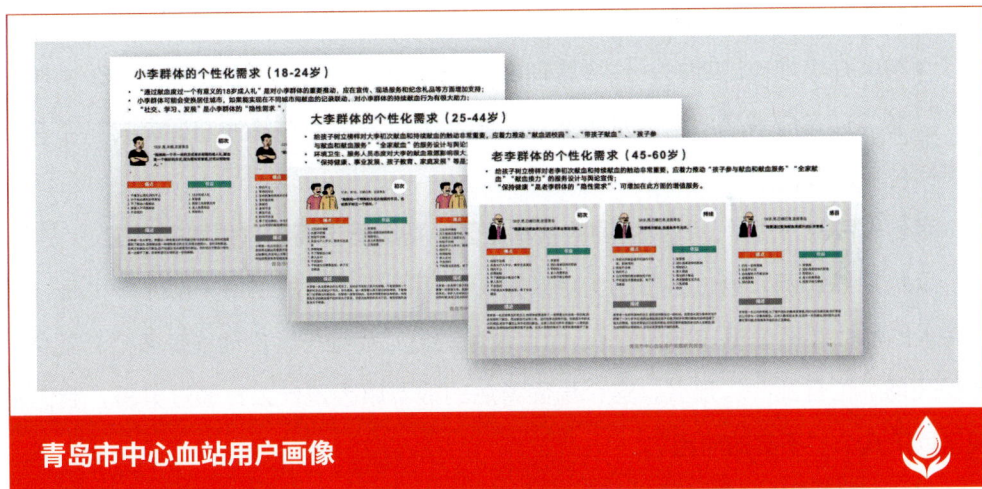

青岛市中心血站用户画像

基于这个数据分析，我们应该知道，献血服务应该向"小李"群体倾斜，那么如何让"小李"们愿意献血、持续献血和感召献血，就是我们献血服务设计的一个重要出发点。

另外，通过分析我们也发现，当地献血群体中外国人占比非常低，而我们访谈的一个坚持献血十年的外国人一直在期待一张英文版的信息登记表，这就是非常有价值的信息，如果我们能满足这个需求，就会有更多外国人来献血，这不仅能扩大献血者基础，还能提升服务的整体质量和包容性。

三、员工的意见还是领导的指示？

管理者的意见很重要，因为他们往往既有对本单位的深入了解，又有高理论站位。

但是，服务是靠基层员工进行交付的。因此，基层员工的意见也是非常重要的。我们需要用心倾听员工的意见，了解他们对服务的认知和对服务升级的看法、在服务交付过程中遇到的困难和他们认为可行的解决方案。

另外，我们还要亲临现场，去观察甚至去体验员工的工作状态，去了解如何提升他们的工作效率，帮助他们"更轻松、更容易地实现更好的服务"。毕竟，员工的心里有80分，他们才能传递60分。如果员工每天都忙到无暇思考，又怎么能指望他们去传递幸福和关爱呢？

【参考案例】对于"不会笑"的员工，应该怎么处理？

在服务升级项目启动时，许多管理者反馈，很多员工"不会笑""怎么说都不笑"。微笑迎宾应该是服务的基本要求，不会笑可怎么办？给他们调岗吗？哪有那么多岗位可以调？

我们采取的方式是：**找到问题的根本原因，帮助员工而不只是要求员工。**

以机采部为例，通过多日的实地观察，我们发现机采员工每天都非常忙碌（每天每人的步数都不低于10000步），而且现场的员工动线与客户动线有多个交叉点，显得现场"忙且乱"。那么，这个局面背后的根本原因是什么？通过分析，我们发现了以下几个"不笑的原因"：

（1）员工来了就开始忙，前一日的工作现场还没有收拾好，献血者就来了，于是员工仓促地开启一天的工作，疲于应对各项事务，"没心情笑"。

（2）实行责任制，每个人都要为各自负责的那个献血者提供各项服务，因为每人一个岗，连上厕所都得急匆匆地，所以见到熟悉的献血者也来不及打招呼，"没空笑"。

（3）只想着把献血者的问题解决——录入信息、体检、初检、采血，只记得自己是医护人员，不觉得这是服务，"不记得要笑"。

找到了问题的根源，接下来我们各个击破就好了。

（1）我们梳理了每日工作流程，增加了"岗后整理"和"岗前准备"——每天岗后（下班时）5分钟整理归位，让现场恢复正常工作状态；与经验丰富的优秀员工一起优化工作流程、明确工作标准，让员工用几分钟就可以完成岗后收尾工作，这样也只需要很短的时间就可以具备"开工"条件。

（2）梳理和优化客户动线，把原来"一人负责始终"的做法改为"分段法"——每个人只需要负责左右100米内的工作即可。我们依据"120°工位设计原则"，限定了每个人的工作范围在120°内，同步调整工作岗位设计，保证每个岗位都有"AB角"互相补位。

（3）组织大家进行服务的学习，建立对献血服务的正确认知，并在现场进行一对一辅导，提醒哪些地方的"微笑"需要重视。

（4）针对几个尚未进入状态的员工，亲自走到他们身边，观察他们的工作甚至跟他们一起去工作，同时进行沟通引导。

"今天心情不太好吗？"

"是呢，最近很不舒服。"

"是吗？哪里不舒服？"

"浑身都不舒服呢，你看我最近皮肤也不好！"

"需要帮忙吗？"

"我自己去看看吧，或者下午请个假休息一下。"

第二天，我们发现这个员工的气色好了很多，看到我们也会笑了。就这样，这个员工慢慢打开了心门，工作中的笑容也越来越多。

这样的服务升级让大家的工作轻松了很多，有献血者发短信和打12345表扬："我感受到了员工的愉悦""我今天心情也很愉悦"。

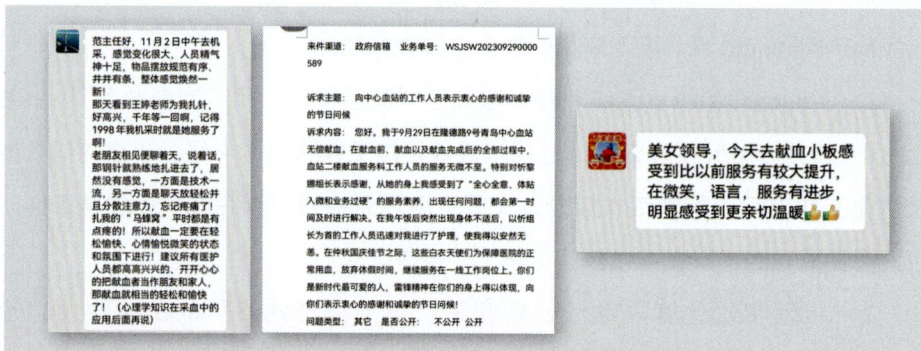

献血者的评价短信和12345反馈截图

120°高效接力工作法是一种前沿的工位布局理念，它旨在通过优化员工的工作流程、提升空间利用效率，以及强化团队协作，从而达到提升工作效率、增强员工幸福感，并显著改善客户体验的目的。这一工作法的独特优势是能够在人员受限的场景下，通过高效的工作流程和接力式的工作模式，使用更少的人数完成相同甚至更多的工作任务。

四、志愿者的需求也很重要

对志愿者的合理使用和管理对卓越献血服务的实现是非常重要的。

志愿者是日常献血服务中的重要力量，个别献血屋有时仅有一到两个员工，因此，若无志愿者的支持是很难保证卓越献血服务实现的。

但是，在此次服务升级之前，青岛市中心血站员工、管理人员与志愿者之间的关系是非常微妙的——我们需要志愿者，但是他们的素质和表现参差不齐，也出现过与献血者发生口角的情况。有的时候，某献血屋一下子来了五六位志愿者，当献血者来到的时候他们一拥而上，导致献血者被"吓跑"。而最关键的是，我们自认为不能去"要求"志愿者，担心他们不来了。

然而，令我们想不到的是，此次服务升级开始后，通过调研，我们了解到志愿者也有内心的"痛"——他们花费了时间和精力来参与志愿服务，却没有归属感，"不知道该干什么""不知道该怎么干""被误解""发生冲突"。这些让他备受挫折和困扰。

而双方的痛点和需求就是我们服务设计的出发点，"用好志愿者，实现血站、志愿者和献血者皆大欢喜"是我们的目标。

我们首先设定了志愿者的岗位。很多年长的志愿者来做服务，一方面是为了做公益，另一方面也是为了"叙旧"，所以，不能硬性规定每天只能来几个人，但是可以规定"献血屋内只留一到两位志愿者"，这样其他人可以"自由选择"在屋外发宣传资料还是去附近自行休息。这种设计既保证了献血屋内的服务，又尊重了志愿者的选择权，保护了他们的志愿服务热情。

其次，我们又明确了志愿者的工作对接人。在每个单元，我们都指定一个岗位来主导志愿者的工作，这个岗位要对志愿者的工作负责——在志愿者上岗前对其进行指导和讲解，明确今天的分工、工作内容和工作标准，并对工作中的问题和表现全程把控和负责。服务检查人员检查时，会直接问询志愿者"是否知晓自己的分工、工作内容和工作标准"，以进行服务管理的监督。

最后，我们将志愿者的管理要求直接归入员工管理体系，让他们与员工一起参与服务设计、培训和创新比赛。之前，我们计划单独对志愿者进行培训、管理，但是后来我们发现，其实他们的工作与员工无异，让他们与员工一起参训，方便他们熟悉和了解全部的工作流程，这样安排也提升了他们的归属感及被尊重的感觉。

通过这些工作，我们改善了志愿者与血站之间的关系，提升了他们的融入感、归属感、服务技能和服务品质。

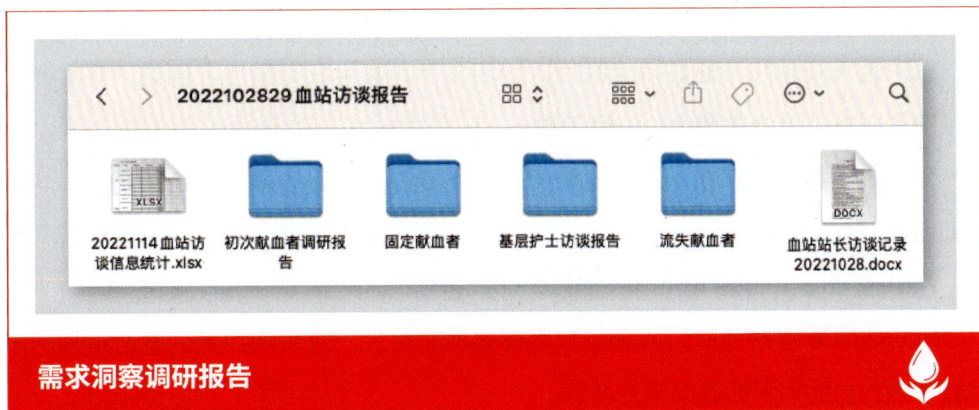

需求洞察调研报告

青岛市中心血站在献血服务的优化与提升方面，始终坚持以用户分析为基础，明确不同用户群体的需求和特点，并以此为导向进行服务设计。通过向理想用户群体倾斜、平衡不同用户群体的需求及持续优化与创新等策略，结合胖东来等成功企业的案例启示，设计出多方都受益的产品，让服务升级成为"众望所归"。

第四节　标准：卓越献血服务，不能只依赖几个人

卓越献血服务应该是"一致的"——这个岗位的所有人都能100%呈现一致的服务，它不因人员、经验、心情等原因而变化。献血服务的稳定性和可持续性依赖于整个服务体系的完善和优化，仅仅依靠少数几个人的努力是远远不够的，因此，要整合最佳经验，结合服务设计的创新和战略导向，建立一套完善的服务操作标准（SOP，Standard Operation Procedure）。同时，还需要加强对服务人员的培训和管理，让优秀的经验可以被复制。

一、明确SOP版本

首先，我们要明确SOP版本。

目前有很多进行标准化的工具，如进行ISO系列认证、国家标准认定。但是，这些版本比较适合对外发布，不适合实际操作。我们需要的SOP要满足以下要素。

（1）要素一：简单易懂，员工信得过。

一份优秀的SOP，必须是员工愿意用、愿意信的。可现实中，很多SOP写得像论文一样复杂，夹杂着各种术语和晦涩难懂的句子，员工难以理解。

（2）要素二：直观易懂，最好"一页解决"。

SOP越直观越好，最好多用图片、少用文字，甚至只有图片。例如，宜家商品的组装说明书几乎全是图片，一目了然。

同时，尽量让SOP在一页内说明问题，不要在多页、多屏之间来回切换，切换时间越长，效率越低。

（3）要素三：随时可得，不要让人"找不到"。

SOP必须要容易获取，如果每次用都要翻文件夹、查系统，员工就会用询问来代替查询，然而询问的答案未必准确。

（4）要素四：和培训保持一致。

SOP和员工培训必须保持一致。不能在培训中教一种做法，在SOP里写另一种做法，这会让员工感到困惑。

有些SOP只是对服务进行描述，员工拿到后"看不懂""看不会"，我们称这样的SOP为1.0版本（文字版，简单描述，缺乏STAR标准且不齐全）、2.0版本（文字版，内容部分齐全，仍缺乏可衡量标准）或3.0版本（文字版，有标准，内容相对齐全，但是在语言沟通和应急处理等方面设计不足）。如果创制人员离职了，这个SOP就会变形甚至失效。而我们要做的SOP应该是"看得懂""看了就会""看了就能按标准做到"的版本，这样的SOP才是真正能落地的SOP，这样的SOP我们称为4.0版本。只有4.0版本的SOP才能保证无论设计者还是执行者产生变化，都可以最大限度内保证标准的实施。

本书的标准篇中即是我们使用的4.0版本SOP。它首先是图文并茂的，减少了对培训环节的依赖；其次，4.0版本的SOP在描述上更为细致，特别是"为什么"、应变这些方面的内容更加完善，员工只有真正理解了"为什么"这样做，他们才能做得更好；最后，4.0版本在语言沟通、应急处理、防范客诉等方面也做了详细描述和指导，这得益于我们的专业顾问石慧，她在危机公关和应对客诉领域有独到之处。

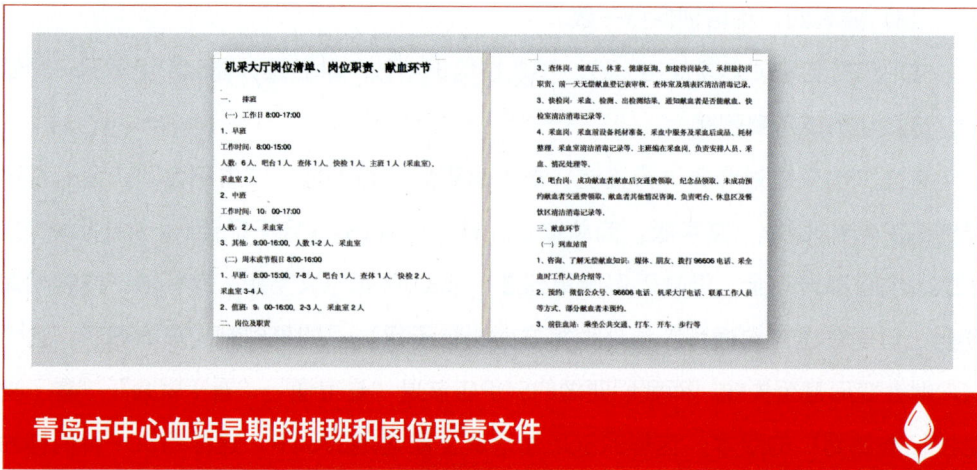

青岛市中心血站早期的排班和岗位职责文件

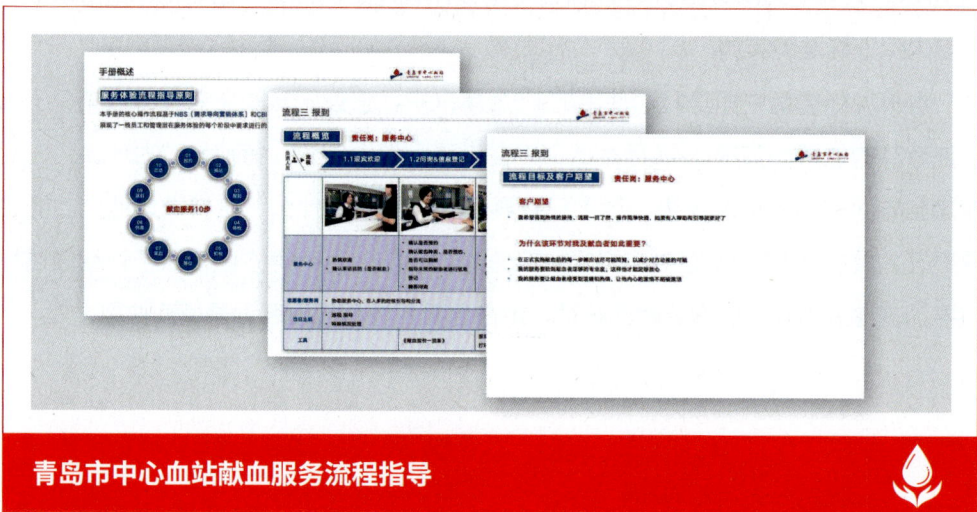

青岛市中心血站献血服务流程指导

二、SOP设计雏形阶段

我们通过工作写实法整理出基本流程，结合客户旅程图、情绪曲线、客户动线、峰终定律等规则，对相关流程、节点、岗位设计、操作等进行标准设计。之后，由中层、基层骨干代表等共同组成的设计小组一起设计SOP。

三、检验和修改

拿到雏形之后，我们会与各岗位的熟练员工一起"测试"——即由他们"试行"SOP，以检验相关设计是否合理。

这个环节的关键是要测试多个场景，如一个人、两个人、五个人、一家人、一个团队来献血，以确保我们的设计全面、合理、可执行。

这个环节可能会重复很多次。我们用了约半年的时间反复测试和优化。

四、定稿和打样

经过反复测试和优化后的SOP，要先在一个试点部门进行全面推行，一来是为了全面检验执行、检查及反馈等机制的有效性，二来也给全站树立一个标杆，形成示范作用。在青岛市中心血站，我们选择的试点部门是机采部。

从2023年6月到2023年10月，试点工作的前期进展并不顺利，因为我们发现排班等问题影响了标准的呈现。例如，某一天服务中心岗8:30—9:30的值班人员是替岗员工，她并不知道该岗位的SOP，而本岗位的定岗人员是9点上班，但是8:00—9:00却是人流量最大的时间段之一，这就影响了献血者体验。

于是，管理团队开会讨论，分析问题的根源，最终发现是排班问题。团队一方面建立了排班纪律、优化了日工作标准流程，另一方面强调了替班纪律，要求只有本岗的"AB角"可以替班，而这两个员工都需要经过该岗位的SOP考核。这样就避免了上述现象的发生。

就这样，我们一步步克服困难，在每个工作细节的优化中逐渐使全部SOP落地。从2023年10月底开始，我们每天都会收到献血者反馈的"又变了""真不错""越来越好""太好了"等好评。

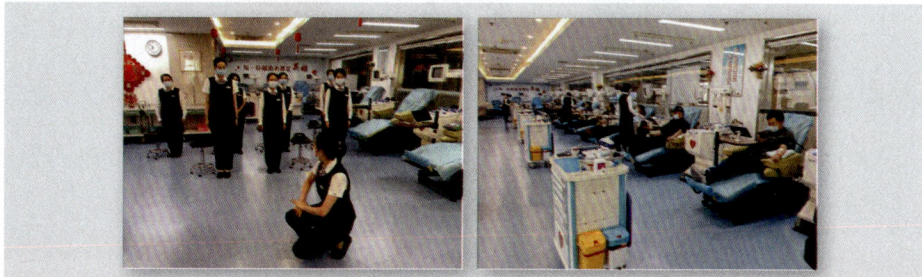

SOP落地

第五节　体系：卓越献血服务，不能昙花一现

献血服务的卓越性不仅仅体现在单次体验的完美无瑕，更在于构建一个包括服务设计、标准制定、培训落地、监督反馈、迭代更新在内的闭环生态系统。这一生态系统旨在确保献血服务能够持续稳定地运行，同时灵活适应社会环境的变化和献血者需求，实现真正的可持续发展。

PDCA工作法也被称为"循环改进"或"戴明循环"，是一种持续质量改进的管理方法论。它由美国质量管理专家沃特·阿曼德·休哈特首先提出，后被戴明采纳并宣传普及。PDCA包括Plan（计划）、Do（执行）、Check（检查）和Action（处理）四个阶段，这四个阶段形成一个循环，通过不断地迭代和优化，以实现质量的持续改进和绩效的不断提升。

一、服务设计的精心策划（PDCA工作法之P:Plan）

服务设计是献血服务生态系统的起点。在PDCA工作法中的"计划"阶段，我们深入了解利益相关群体的需求、期望和痛点，结合行业新实践，制定出既符合献血者需求又具备前瞻性的服务设计方案。这一阶段，我们注重服务的流程优化、界面友好性和情感体验，确保献血者在整个献血过程中都能感受到便捷、舒适和尊重。

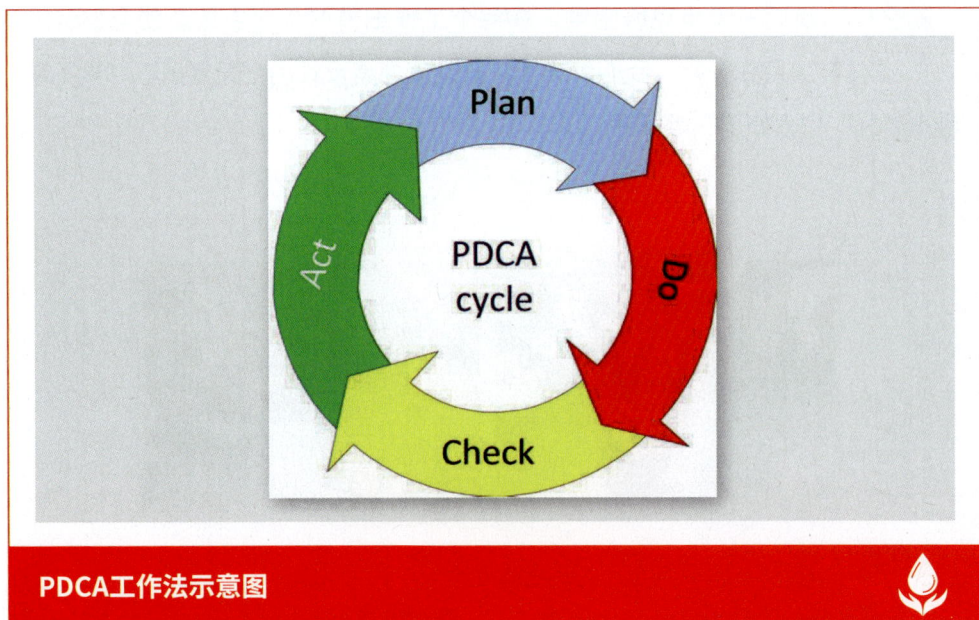

PDCA工作法示意图

二、高标准的制定与严格执行（PDCA工作法之D:Do）

为确保献血服务的质量和一致性，我们制定了详细的服务标准，并严格推动执行。这些标准涵盖了服务的各个方面，包括服务态度、操作流程、服务话术、场景应对、环境卫生、设备维护等。标准的制定不仅基于行业规范、法律法规和优秀经验，还充分吸收了志愿者和献血者的反馈和意见。

同时，我们建立了严格的监督机制，确保服务标准得到严格执行。通过定期的检查、评估和反馈，我们及时发现并纠正服务中的不足，确保服务质量的持续提升。

三、培训的有效落地与持续更新（PDCA工作法之C与A:Check与Act）

培训是确保服务标准得到有效执行的关键。我们通过书面考试、角色扮演、现场教学、督导检查、第三方督查等方式保证培训的有效落地。在PDCA工作法的"检查"阶段，我们对培训效果进行定期评估，确保培训内容与实际工作需求相匹配，并及时发现培训中的不足。在"处理"阶段，我们根据评估结果对培训进行持续优化和更新。

此外，青岛市中心血站还建立起一支专业的服务内训师队伍，由每个采血单元、不同层级的优秀员工组成，既有管理者又有基层员工，他们负责培训的组织和实施。内训师的选拔遵循严格的标准，考查专业知识、行业经验、沟通表达能力及学习创新能力等，确保他们能够为员工提供高质量的培训服务。

四、监督反馈机制的建立与完善（持续的PDCA循环）

监督反馈机制是确保服务质量和持续改进的重要保障。

我们建立了多渠道、多层次的监督反馈体系，包括献血者满意度调查、内部质量审核、第三方评估等。通过定期收集和分析反馈数据，我们及时发现服务中的问题和不足，并按照PDCA工作法的循环模式进行持续改进和优化。同时，我们鼓励员工和献血者积极参与监督反馈过程，提出宝贵的意见和建议，共同推动献血服务的持续改进和优化。

五、迭代更新的持续推动与灵活适应（持续的PDCA循环）

献血服务生态系统需要不断迭代更新，以适应社会环境的变化和献血者需求。

我们按照PDCA工作法的循环模式，定期评估服务的质量和效率，并根据评估结果引入新技术、新方法和新理念，持续优化服务流程、提升服务体验、拓展服务范围。同时，我们注重与献血者保持紧密沟通，及时了解他们的需求和期望，确保服务的迭代更新始终贴近献血者的实际需求。

六、组织内部服务推进机制的设计

为确保献血服务生态系统的有效运行和持续改进，我们设计了完善的组织内部服务推进机制。青岛市中心血站推进委员会作为战略指导团队，负责规划献血服务的长远蓝图和制定发展战略。基层推进小组则负责将战略意图转化为具体行动，确保服务标准得到严格执行和持续改进。此外，我们还建立了跨部门协作机制，加强各部门之间的沟通和协作，共同推动献血服务的整体提升。同时，我们注重内训师队伍的建设和培养，通过持续的培训和评估，提升他们的专业素养和教学能力，为献血服务的持续改进提供人才保障。

综上所述，通过构建闭环献血服务生态系统并导入PDCA工作法和内训师选拔标准等概念，青岛市中心血站真正实现了从服务设计到迭代更新的全面覆盖和持续改进。这一生态系统的建立不仅提升了献血服务的质量和效率，还增强了献血者的满意度和忠诚度，为献血事业的可持续发展奠定了坚实基础。

第六节　系统视角：卓越献血服务，前台体验与后台支持并重

献血服务是一个包含多环节、多角色的综合性系统，前台体验固然是十分重要的，但后台的支持体系同样不可或缺。以海底捞为例，消费者在那里能享受到细致入微的服务，如为戴眼镜的顾客提供眼镜布，为长发顾客提供发圈。然而，为何至今鲜有餐厅能复制海底捞的这一服务模式呢？关键在于其背后高效的授权机制。

试想，若海底捞的服务员在发现顾客需求后，需层层上报，经过烦琐的审批才能采取行动，那么这种服务体验无疑会大打折扣。正是这种灵活且高效的后台支持体系，使得海底捞的服务能够迅速响应顾客需求，从而赢得市场的广泛认可。

在献血服务领域，前台的服务质量同样受到行政管理、宣传、财务、采购、库管等中后台环节的影响。只有中后台各环节运转顺畅、协同高效，前台的服务体验才能得到充分保障。

因此，要打造卓越献血服务，我们不仅要关注前台体验的优化，更要注重后台支持体系的建设与完善。只有这样，才能确保献血服务的每一个环节都能高效协同，共同为献血者提供优质的服务体验。

一、行政管理：构建安全温馨的服务环境

行政后勤管理在献血服务体验中扮演着至关重要的角色，其影响力可从保安服务、保洁服务及维保服务三大维度进行深入探讨。

1.保安服务

保安团队不仅是献血现场秩序的维护者，更是献血者安全与员工支持的坚实后盾。作为血站的第一张名片，他们的形象、沟通方式及服务态度直接影响着献血者对血站的初印象与整体体验。青岛市中心血站的机采大厅，鉴于其地理位置的特殊性，停车位资源十分有限。因此，保安团队的迎接与指引显得尤为重要。

·**优秀实践：**当献血者的车辆抵达时，保安主动上前，以亲切的话语问候："您好，欢迎光临青岛市中心血站！请问您是来献血的吗？"确认后，他们耐心引导献血者至专属停车位。对于非献血者，保安则以礼貌的方式说明情况："非常抱歉，我们的停车位有限，仅供献血者使用。请您在附近寻找合适的停车位，感谢您的理解与配合！"

·**待改进实践：**相比之下，若保安采取被动等待的方式，待车主询问后再以生硬的态度回答："你是来献血的吗？不是的话不能停！""这里的停车位只给献血者，非献血者不得入内！"这种沟通方式无疑会损害献血者的情感体验。

在服务升级的过程中，不止一位受访者提到过对保安服务的印象不佳，这让我们深刻认识到保安服务态度的重要性，并对此进行了针对性优化。我们通过选拔服务态度更佳、性格更和善的保安，有效提升了献血者的服务体验。这一举措不仅彰显了我们对献血者体验的重视，也进一步强化了行政管理在构建安全温馨服务环境中的关键作用。

【参考案例】一位"4S"店保安，竟记住了1000个客户的名字

在日本有这样一家"4S"店，它在全国的销量遥遥领先，同时稳居车主满意度

排行榜榜首，被业内人士称为"金牌经销店"，它就是雷克萨斯星丘店。这家店因为被村上春树作为原型写入小说而闻名全国，当然这也和它极致的服务体验是分不开的。而它优秀的服务，则始于一位与众不同的保安。

雷克萨斯星丘店的保安和其他"4S"店的保安着装有所不同，其着装类似酒店的门童。

今天要介绍的这位保安叫早川正延，他腰杆笔直，戴着白手套，每天最重要的工作就是保证行人和入库车辆的安全。名古屋的夏天温度达到35℃以上，而且十分潮湿，让人非常难受；到了冬天却十分寒冷干燥，还伴随着呼啸的山风。

作为保安，早川正延就是在这样的天气里，每天从早上9点站到晚上7点，站在星丘店门前，以笑容迎接每一位客户。

星丘店的员工都配有无线耳麦，早川正延也不例外。但他总是留意着耳麦中的对话：

"山田先生打电话来，说一会儿就到。"

"他夫人也来吗？"

"对，还有她的女儿，全家一起来。"

于是，早川正延开始在自己的记忆中搜索。"山田先生应该开的是LS混合动力车吧，颜色应该是白色的。"

过了一会儿，一辆白色的雷克萨斯LS混合动力汽车驶来，正如早川正延所料。

早川正延小跑着迎接了上去。驾驶员降下车窗，询问该停在何处。

"山田先生，请开到这边来。"

听到早川的回答，不仅山田本人，他的夫人和女儿也大吃一惊。为什么这个保安会知道他们的名字呢？

早川正延正延并没有特意做什么，只不过经常留意店内的销售顾问和服务顾问在耳麦中的对话。

他想，既然在门口迎接客户，那么能知道对方的姓名、开什么车，就能方便与客户交流。

看似留心其实是用心，早川正延记住的客户名字居然有1000个！星丘店的上班时间是早上9点半，但有些客人为了避免排队，往往很早就来到店里，为此早川正延每天提前30分钟到达工作岗位，9点就开始在门口迎接客户的到来。

当客户开车过来时，早川正延会跑到停车引导区，一边打开车门一边致以问候："XX先生，欢迎光临星丘店。"客户驱车离开时，他会听到耳麦里说："XX客户现在从后门离开。"于是，他飞奔到后门去送。通常，他会一直目送车辆驶远，直到看不见尾灯。因为记住了客户的名字，早川正延就能知道哪些客户习惯从后门驶出，这样可以确保提前到位，目送客户离开。

2.保洁服务

干净整洁的环境是良好服务体验的基础。何为"干净整洁"？这需要明确的标准。例如，垃圾桶的垃圾量是应该不超过1/3还是2/3？地面应该什么时候清洁？清洁时是否可以有水渍？卫生间的保洁频率是多少？环境的消毒记录是否清晰？这些在服务设计中被称为物理触点。青岛市中心血站用了半年多的时间循序渐进地升级了卫生间和保洁服务。升级前的卫生间总是被献血者所诟病，升级后的卫生间更加关怀献血者，不仅提供了充足的洗手液和擦手纸，还增加了保洁频率，以保证无积水、无异味，获得了献血者的好评。

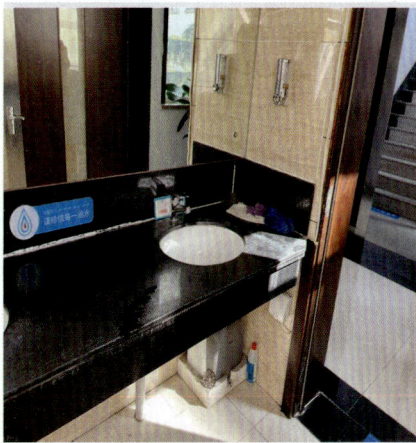
卫生间改造前

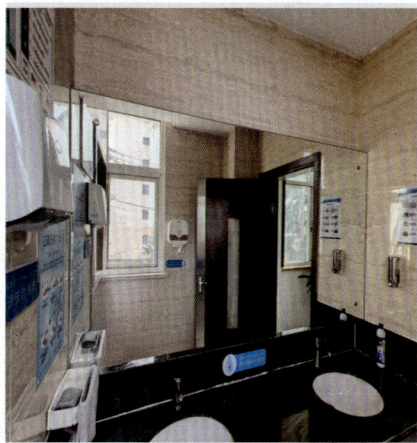
卫生间改造后

3. 维保服务

设备设施的完善与科学设计对于献血服务至关重要，这不仅包括专业设备，还包含灯光、打印机、扫码机、Wi-Fi等基础设施的升级与改善。这些设施的性能与效率，同样深刻影响着用户的体验。

以灯光为例，从心理学角度来看，光线能调节人的体温、情绪和心理状态，甚至影响神经介质与疼痛感知。因此，公共场所，如手术室、医院、教堂、机场，常采用低亮度、温暖或色调柔和的灯光，旨在营造轻松的氛围。相反，高亮光线则可能激活"热情系统"，强化个人观点与感受。

在献血服务中，我们发现灯光对献血者行为有显著影响。昏暗的献血屋入口易使献血者产生离意，而在机采大厅，暗淡的灯光可能加剧献血者的紧张情绪。因此，青岛市中心血站采取了针对性措施：提高机采大厅的灯光亮度，旨在激发献血者的热情与积极性；采血大厅则适度遮光，以缓解献血者的紧张心理。同时，献血屋的光线也被调亮，吸引更多潜在献血者。

这些细微之处的调整不仅体现了我们对献血者体验的深切关怀，也彰显了维保服务在提升献血服务品质中的不可或缺性。

二、现场管理与仓储管理：确保服务流畅与高效响应

在献血服务现场，合理的陈列设计能够确保动线流畅、提升体验舒适度，同时使人力成本最小化。同样，无论是现场物品还是仓库库存，都需充足、必要且布局合理，以确保服务的全面性、响应速度以及工作效率。

从初检采血操作台的试纸摆放位置到机采后采血管的存放地点，从机采推车的归位管理到自取纸杯的摆放方式，再到献血者座椅的布局设计，每一个细节都构成了服务设计中的"物理触点"。这些触点不仅关乎整洁与美观，更直接影响服务效率与用户体验。

尽管许多组织都了解并实践了"5S"精益管理，但在执行过程中往往忽视了其核心目的：**效率优先，而非单纯追求整洁。**正如项目启动时逄站长所强调的那样："**整理物品的根本目的在于提升效率与改善体验。**"

因此，青岛市中心血站在服务的升级过程中，不仅在"5S"精益管理的基础上

引入了"8S"管理原则，更在此基础上进一步提出了从用户角度出发的要求。我们致力于实现员工操作的高效与省力，同时确保献血者使用的便捷与舒适，让其感受到无微不至的关怀与用心。

为实现这一目标，我们对每一个服务触点的物理环境都制定了明确的标准，如锐器盒的开口方向、手消液的出口位置、凳子摆放的具体位置及抽屉内绷带等物品的配备数量。这些细致入微的设计标准，均可在我们的服务标准SOP中找到详细记录，旨在确保献血服务的每一环节都能达到最佳状态。

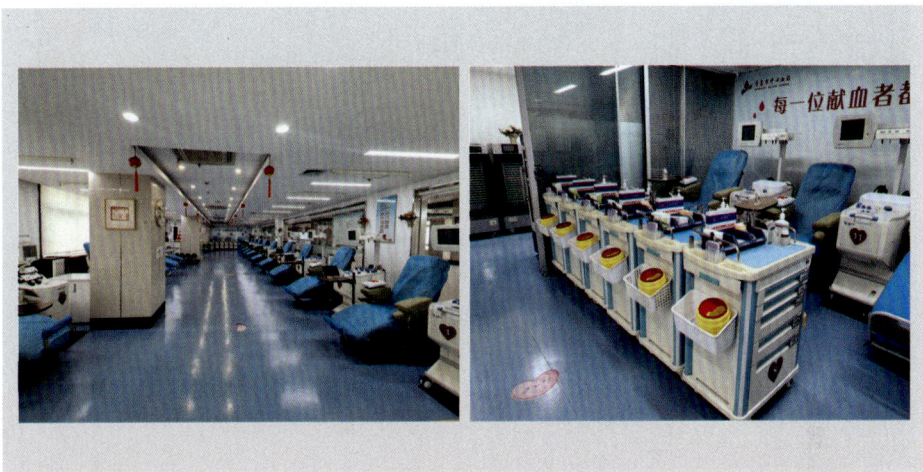

引入"8S"精益管理后部分现场图

三、传播与沟通（宣传）：提升服务认同，减少误解

我们往往习惯用"宣传"一词，但是在国际上更习惯使用"沟通"一词。我们熟悉的"宣传部"或"市场部"在国际组织中通常被称为"Corporation Communication"，即组织沟通部门，其负责一个组织与社会各界关系群体的沟通，包括主动的宣传、品牌的建设、声誉的管理、客诉的处置和危机公关。

不同的名称决定不同的职责。在国内的相关组织中，宣传工作更多是对组织本身进行宣传，却较少传播细节，这使得组织与社会的沟通更少了。

基于国际公关理论，我们认为建议既要遵循相关监管机构的管理要求，又要借鉴国际组织的优秀经验。例如，要建立与献血者之间的主动沟通和有效沟通。

· **主动沟通：** 如公开服务标准（流程、操作标准等），这其实是一种对一线服务的"倒逼"举措，让服务提供者按标准进行服务。

· **有效沟通：** 如在现场增加多种畅通的沟通方式，包括热线电话、站长电话、主任微信二维码和服务评价二维码等，给用户一个提意见的畅通渠道。

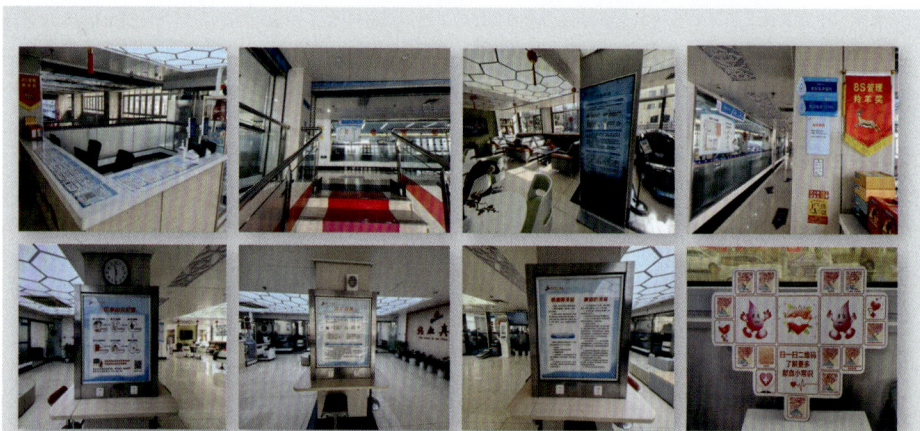

张贴多渠道沟通方式

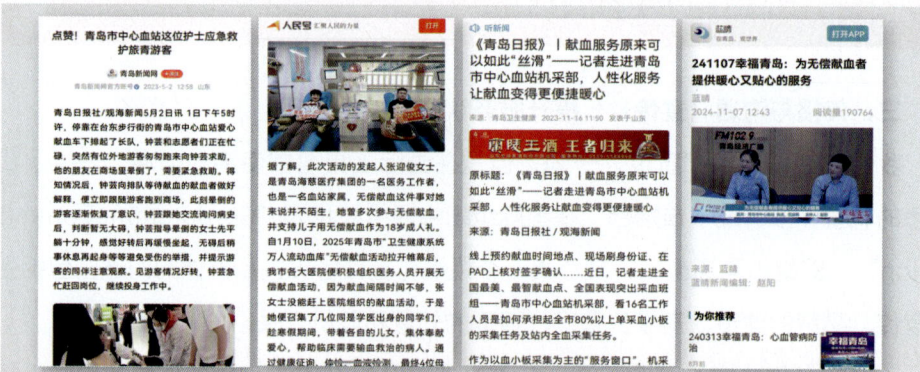

优秀献血者、服务案例等的宣传

· **及时传播**：将服务标兵、服务案例、服务创新等积极内容，通过社交媒体、官方网站、线下活动等多种渠道及时传播。这不仅提高了员工的荣誉感和对服务升级的认同感，也提升了献血服务的知名度，还增强了献血者的认同感。

· **用户认同**：我们注重与献血者的情感沟通，通过讲述献血者的感人故事、展示献血成果等方式，增强献血者的荣誉感和责任感。同时，我们鼓励献血者分享自己的献血经历，形成积极向上的献血文化氛围。

当然，因为时间的限制与一些分工权限的不同，一些部门的协同还在逐步提升中，如采购的流程、财务的授权。我们也将逐步提升采购物品的适用性和实用性，确保前台服务人员能够顺利、高效地使用。例如，采购的献血器材应符合人体工学设计，便于操作和维护；宣传资料应简洁明了、易于理解。未来，我们将继续优化服务流程、提升服务体验，为献血事业的持续发展贡献更大的力量。

第七节　迭代：卓越献血服务必须与时俱进

这是实现卓越献血服务的核心要素：确保标准操作流程（SOP）能够准确反映实际操作。一旦现场流程发生变更，但SOP未能同步更新，员工便会失去对SOP的信任，转而采取个人方法。因此，我们建立了SOP的定期迭代与更新体系。

一、理论基础：服务设计的"双钻"模型

"双钻"模型是我们推动服务迭代的关键工具，包含以下四个关键阶段。

· **发散阶段**：深入探索用户需求、期望与痛点，并搜集行业最佳实践，生成丰富的创意与想法。

· **收敛阶段**：筛选并提炼这些创意，形成初步的服务设计方案。

· **再发散阶段**：对初步方案进行批判性审视，探索潜在的改进与创新空间。

· **再收敛阶段**：最终确定服务设计方案，确保其既满足献血者需求又具备前瞻性。

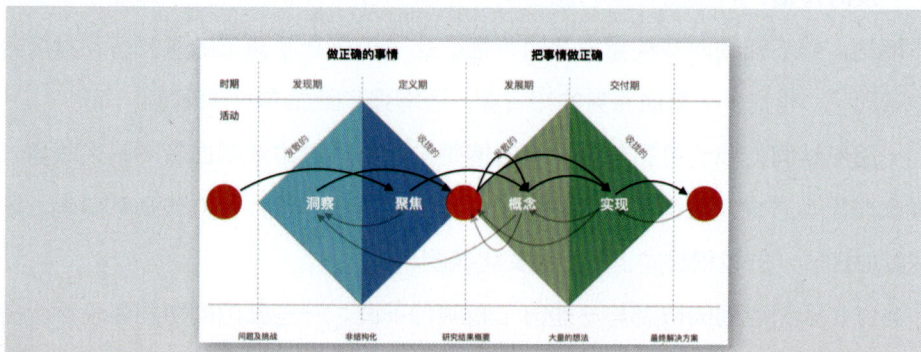

"双钻"模型示意图

二、机制支撑：确保持续改进的动态循环

除了日常会议体系外，我们还实施了以下机制来确保服务的持续改进。

·**即时反馈系统：**利用数字化平台，员工和献血者可以即时反馈服务体验中的问题与建议，确保问题得到迅速响应和解决。

·**服务检查与评估：**定期进行服务检查，评估服务流程的效率、效果以及客户满意度，为服务改进提供数据支持。

·**持续改进项目小组：**成立专门的项目小组，负责跟踪服务改进措施的实施情况，确保改进措施得到有效执行并取得预期效果。

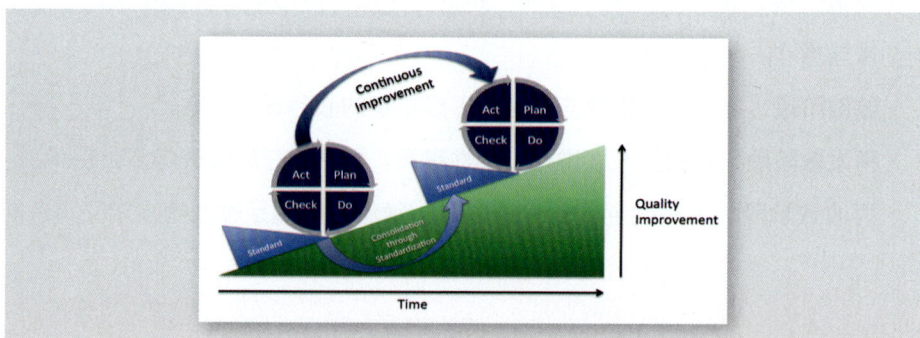

持续改进的动态循环示意图

三、体制保障：构建多方参与的服务设计生态系统

在青岛市中心血站，服务设计的生态系统不仅限于内部团队，还包括以下几个方面。

·外部专家咨询： 邀请外部服务设计、用户体验等领域的专家进行定期咨询，引入外部视角和专业知识。

·利益相关方工作坊： 定期举办工作坊，邀请献血者、志愿者、医疗机构等利益相关方共同参与，共同探讨服务改进的方向和具体措施。

·服务设计教育与培训： 为内部员工提供服务设计、创新思维等方面的教育与培训，提升团队整体的服务设计能力。

四、文化与氛围：营造全员参与的创新文化

为了推动献血服务的持续进化，我们不仅注重培养创新意识，还努力营造全员参与的创新文化。

·创新激励机制： 除了年度服务创新大赛外，还设立了创新奖、建议奖等激励办法，鼓励员工和志愿者在日常工作中提出创新想法和建议。

·创新交流平台： 搭建内部创新交流平台，如创新论坛、创新分享会，为员工提供分享创新经验、交流创新想法的机会。

·领导力示范： 管理层通过自身行动示范创新文化，积极参与创新活动，为员工树立榜样。

通过这些补充和完善，我们旨在构建一个更加全面、高效的献血服务设计与实践体系，确保服务能够持续满足献血者和社会的需求，推动献血服务的不断进步与发展。

第八节　路径：卓越献血服务的实现不是一蹴而就

基于青岛市中心血站的现状和制定的目标，我们依据战略驱动力模型进行了路径规划，并明确了成功的关键因素，制定了落地方案。

献血服务升级实施思路

1. 献血服务升级实施思路

· **一套标准**：制定前台服务操作标准（包括物理触点、人际触点、数字触点、特殊情况应对等）和后台支持操作标准（包括协同文化、操作标准、共创工作法、问题处理等），以及员工服务操作标准、志愿者服务操作标准和服务管理标准，以可读、可视、可见、可行的方式呈现。

· **一个标杆**：将机采部打造成青岛市中心血站各献血服务部和国内各省市血站的学习标杆，提供培训基地和复训力量。

· **一套体系**：建立可复制的培训、督导、投诉与反馈相结合的闭环体系，以及迭代文化、迭代团队、迭代机制和激励与奖惩相结合的自主迭代体系。

2. 战略驱动力模型

战略驱动力模型是一个综合性的框架，用于描述和解释一个组织或机构在追求其长期目标和愿景的过程中，所依赖的关键力量和因素。在青岛市中心血站服务文化与实施策略的背景下，战略驱动力模型可以被理解为推动血站服务优化、质量提升和影响力扩大的核心机制。

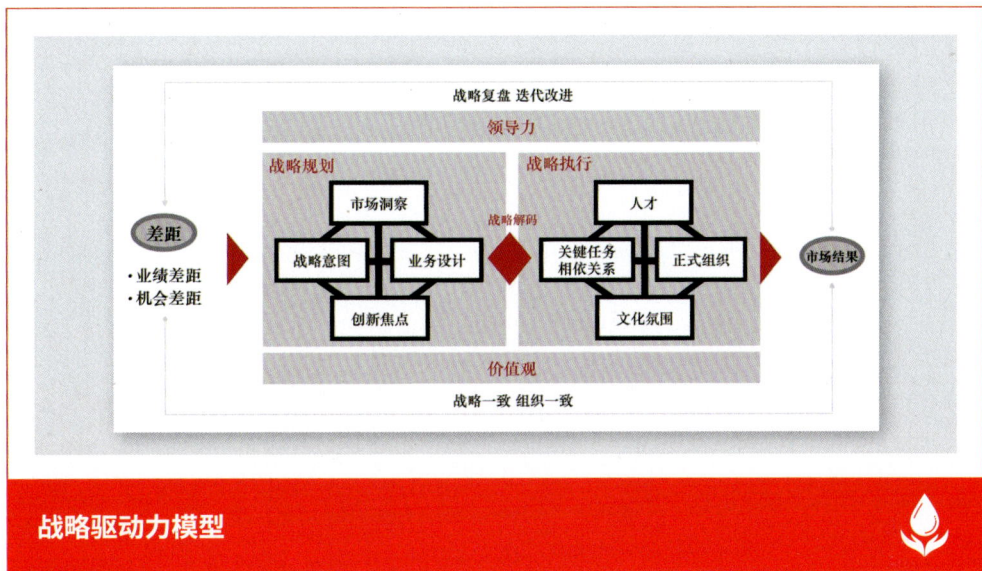

战略驱动力模型

具体来说，战略驱动力模型在青岛市中心血站的应用中，涵盖了以下几个关键要素。

·**政策引导与支持：**这是血站发展的外部驱动力，包括政府主导的政策法规、发展规划等，这为血站提供了明确的发展方向和合规要求。

·**服务设计思维：**这是血站内部的核心驱动力，强调以献血者为中心，通过深入了解献血者的需求和痛点，优化服务流程和服务体验，提升献血者的满意度和忠诚度。

·**信息化工具应用：**这是血站提升效率和服务质量的技术驱动力，通过引入智能化工具和数据驱动决策，实现线上线下无缝衔接，提高工作效率和服务精准度。

·**标准化服务与精致化管理：**这是血站内部的管理驱动力，通过制定和执行统一的服务操作标准和管理流程，确保服务质量和管理的规范性、高效性和可持续性。

·**团队建设与人才培养：**这是血站发展的人才驱动力，通过培养高素质、专业化的团队和志愿者力量，为血站提供持续的人才支持和智力保障。

·**服务的宣传与沟通：**这是血站发展的外部效应驱动力，通过品牌塑造和社会动员等方式，增强社会对献血事业的关注和支持，推动献血文化的普及和传播。

实践篇

"道虽迩，不行不至；事虽小，不为不成。"——《荀子·修身》

解读： 只有通过实际行动才能实现目标。在献血服务中，需要将理论知识与实践相结合，通过不断地实践来完善服务流程和提高服务质量。

第一章

服务管理的卓越服务实践

在近三年的服务升级过程中，青岛市中心血站积极探索、勇于实践，致力于将卓越服务理念融入日常工作的每一个环节。从最初的认知差距识别，到体制机制的优化；从服务闭环机制的构建，到以人为本的核心要素把握；从物理触点的精细化设计，到培训与内训师队伍的强化，再到奖惩机制的激励与约束，每一步都凝聚着青岛市中心血站对卓越献血服务的不懈追求与深刻理解。

本章将详细阐述青岛市中心血站在卓越献血服务实践中的宝贵经验，通过具体案例与深入分析，展示其在服务管理方面的创新与成就。希望这些经验能够为其他公共服务机构提供参考与借鉴，共同推动服务品质的不断提升。

第一节　认知差距：卓越服务的最大障碍

在实践中，认知是实现卓越服务的首要障碍。以下是我们在推进卓越献血服务的过程中遇到并克服的几个关键认知差距。

1. 第一个认知差距：满足现状 vs 追求卓越

一直以来，青岛市中心血站的满意度颇高，且多个部门屡获殊荣，员工也因此倍感自豪，因此在项目启动之初，有人质疑改进的必要性。为打破这一认知壁垒，我们首先对中层进行了培训，并布置了参访任务，让他们体验市内标杆单位的服务水平，从而认识到自身的不足。随后，全员培训进一步拓宽了大家的视野，通过对国内外优秀服务案例的学习，员工逐渐看到了差距，为后续的服务升级奠定了思想基础。

2. 第二个认知差距：员工视角 vs 献血者视角

我们曾长期陷入员工视角的误区，如将服务中心置于大厅深处，忽视了献血者的实际需求。通过转变视角，我们意识到服务中心应设在门口，以便第一时间迎接和送别献血者。这一调整不仅提升了献血者的体验，还优化了现场客户动线。我们深刻体会到，要从献血者的角度出发，关注每一个细节，是提升服务质量的关键。

3. 第三个认知差距：做事的人 vs 做人的事

在团队中，我们发现许多员工过于关注"做事"，从而忽视了与献血者的情感交流。为改变这一状况，我们引入了更加人性化的服务标准，鼓励员工在提供服务的同时，关注献血者的情感需求。通过案例学习和实践演练，员工逐渐学会了如何以更加亲和的方式与献血者沟通，从而提升整体服务品质。

4. 第四个认知差距：服务标准 vs 过度解读

在设计服务标准时，我们发现了员工对高标准服务的抵触情绪。他们认为对献血者过于客气会显得"太做作"。通过实地演练和亲身体验，员工逐渐认识到高标准服务并不等同于"做作"，而是能够切实提升献血者感受的专业感和精致感。这一转变让我们更加坚定了推行高标准服务的决心。

5. 第五个认知差距：适度表达 vs 过度表达

在试行SOP过程中，我们发现部分员工在尝试提供额外关怀时会"过犹不及"。为此，我们在SOP中详细阐述了每个环节的目的和"度"的把握，并提供了应对特殊情况的优秀经验。这一举措帮助员工找到了关怀与专业的平衡点。

6. 第六个认知差距：指挥 vs 赋能

中层管理团队往往倾向于直接指导基层工作，这种做法既缺乏科学依据又可能增加基层负担。我们转而关注如何赋能基层员工，通过优化排班表、调整工作点位等措施，减轻了基层员工的工作压力，提升了他们的熟练度和工作满意度。这一转变直接反映在了献血者的感受上，自2023年10月起，经常有献血者对我们的服务提出表扬。

7. 第七个认知差距：现场管理 vs 全面服务管理

最后，我们意识到服务管理不应局限于现场管理，还包括对服务流程、员工培训、服务质量监控等全方位的把控。通过构建完善的服务管理体系，我们确保了卓越献血服务的持续提供和不断优化。

第二节　体制优化：卓越献血服务可持续发展的保障

青岛市中心血站有机采部、中心献血服务部等9个献血服务部门。

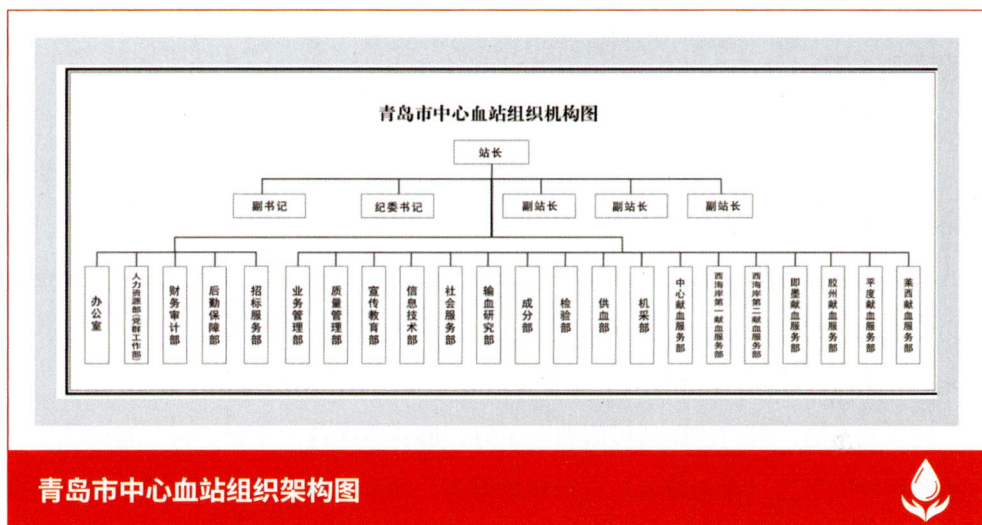

青岛市中心血站组织架构图

但是，从服务管理的角度来看，血站缺少专门的服务管理部门。要想达到卓越的服务品质，必须有一个权限高于其他部门的角色来统筹各部门协同，只有这样，才能使整体的服务设计、检查和反馈真正落实。因此，我们设立了品质管理委员会（以下简称品质委），作为青岛市中心血站服务品质管理的核心组织，同时对对执行层面进行了组织的优化。

一、品质委

品质委的成立，标志着我们在服务品质管理上迈出了坚实的一步。它承担着对各部门服务品质管理工作的检查、监督工作，并与职能部门紧密配合，共同推动服务品质的提升。品质委的设立，不仅强化了服务品质管理的组织架构，更为青岛市中心血站服务品质的持续改进提供了有力的体制保障。

品质委由两级架构组成，包括中心品质委和品质委检查组。

中心品质委由分管服务工作的领导担任主任，中心献血服务部主任担任副主任，各献血服务部负责人、志愿者管理者代表担任委员。品质委检查组则设置在各献血服务部，由献血服务部主任担任组长，各采血单元负责人、志愿者为组员。

品质委不仅负责制定服务品质管理的各项制度和流程，还负责牵头组织服务设计、服务培训、服务品质检查等工作。通过定期召开会议、组织培训、开展检查等方式，品质委不断提升血站员工和志愿者的职业素养和服务质量，推动服务品质管理的持续改进。

二、执行层面

在执行层面，我们重新梳理了工作流程，同时，我们优化了岗位设置，以确保现场服务品质的提升。

品质委负责各服务单元组织架构设计和岗位设置，以年度为单位，对各采血单元岗位设置、组织架构、人员匹配进行优化。通过合理配置资源，我们实现了人员动线的最优化、效率的最大化，并确保每位来访者、每件事都有专人负责。

在选人方面，我们注重选拔服务意识好、服务态度佳、亲和力好、善沟通、有过服务经验的员工（含志愿者）进行现场服务。特别是服务中心岗、服务岗等关键岗位，我们优先选择成熟度高、应变能力强的员工（含志愿者）担任。

在用人方面，我们实行当班主管负责制，每个采血单元设立当班主管，对本班次的服务品质负全责。当班主管负责执行好"每日三件事"——晨会、夕会、晚整理，以"PDCA"闭环思维开展工作，确保服务品质的持续提升。

第三节　闭环机制：卓越献血服务可持续发展的关键

在过往的岁月中，青岛市中心血站不乏服务创新方面的尝试与宝贵经验。然而，遗憾的是，这些优秀的服务创意往往如流星划过，未能形成持久的光芒，根源便在于"闭环"的缺失。在此次卓越献血服务的深入实践中，我们深刻认识到，构建一个完善的服务管理闭环机制，是实现服务持续优化与升级的关键所在。

形成闭环思维，对拥有30多年历史的事业单位而言，无疑是一场深刻的变革。工作惯性如同沉重的枷锁，束缚着我们的创新与进步。但正是这份挑战，激发了我们破茧成蝶的决心。从2023年年底开始，我们踏上了"一半靠老师、一半靠自己"的探索之路，旨在通过外部专家的引导与内部团队的自主实践，逐步培养出独立开展卓越献血服务管理的能力。

在这一过程中，我们不仅学习了先进的服务管理理念，更在实践中不断摸索、调整，力求将每一个服务细节都纳入闭环管理的范畴。从服务创意的提出，到方案的制定与实施，再到效果的评估与反馈，每一个环节都紧密相连，形成了一个完整的循环。我们深知，只有这样的闭环机制，才能确保好的服务创意不会因缺乏有效的落实而半途夭折，让他们能够在实践中不断完善，最终绽放出璀璨的光芒。

至2024年6月，随着第二批员工全面培训的圆满结束，我们正式开启了内部独立执行的新篇章。此时，我们的团队已经具备了较为成熟的服务管理闭环思维与实践能力。而外部专家则成为第三方监督机构，每季度携手中层管理干部，对服务执行情况进行细致的检查与反馈，进一步巩固了闭环管理的成效。

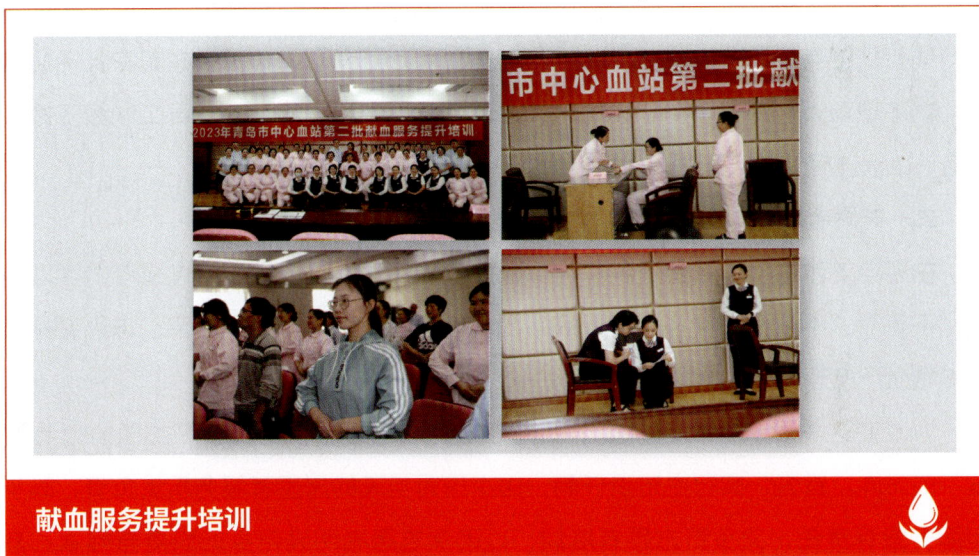

献血服务提升培训

通过这一系列举措，我们不仅实现了服务管理的闭环，更在团队中确立了闭环思维。如今，无论是新服务的推出，还是对现有服务的优化，我们都能够自觉地运用闭环思维去规划、去执行、去评估、去优化，确保每一项服务都能达到卓越的标准，为献血者带来更加贴心、高效的服务体验。

第四节　以人为本：卓越献血服务的核心要素

卓越的服务终究需要通过人来实现，情感的交流也依赖人与人之间的直接互动。因此，选拔与运用人才成了实现卓越献血服务的关键所在。

在项目启动之初，我们曾面临"人才难题"。多数员工缺乏亲和力，服务形象也有待提升，包括着装和妆容。如何增加员工的笑容，一度让我们倍感困扰。

然而，专家的指导让我们豁然开朗。他们强调，公共服务的精髓不在于外在形象，而在于发自内心的真诚服务。

一、精准选人与岗位配置

虽然我们曾尝试"人岗匹配"，但受限于编制数量，机采大厅志愿者与现场工作人员比例失衡，个别献血屋仅配备一个员工，且每年新增编制有限。员工因担心空岗而不敢上厕所，连吃饭都匆匆忙忙。这给我们的选人工作带来了巨大挑战。

专家指出，多数员工有做好工作的意愿，只是缺乏指导。于是，我们优化了客户动线和员工点位，采用120°高效接力工作法和"AB角"工作法，在现有人员配置下实现了现场人力的有效调配。同时，通过系统培训和内容优化，员工学会了微笑服务，大大减轻了选人压力。

二、志愿者管理与激励

在现场工作中，志愿者是我们的重要力量。然而，过去我们对志愿者的管理存在"不管""不敢管""不会管"的问题，志愿者与献血者发生冲突、志愿者扎堆影响献血环境等情况时有发生。

为改变这一现状，我们借鉴了上海等地的成功经验，明确了"加强志愿者管理"的方向。首先，实行主班责任制，由主班对当天的志愿者服务质量负责，既承担服务投诉责任，又负责志愿者培训，以确保志愿者明确自身的职责与标准。其次，对志愿者和员工实行统一管理，不单独为志愿者设定工作标准，而是让他们融入整体服务流程，增强归属感，同时使工作更加顺畅。

这些措施得到了志愿者的积极响应，他们感到被重视和被尊重，工作也更加得心应手。

第五节 物理触点：卓越献血服务的重要硬件

在追求卓越献血服务的道路上，对物理触点的优化同样不可或缺。自2022年

11月起，我们全面引入了**"8S"精益管理**，致力于打造一个更加整洁、有序的工作环境。经过一年多的不懈努力，成果显著：工作区域焕然一新，陈年旧物被彻底清理，空间利用率大幅提升，整个环境显得既整洁又整齐。

然而，当我们沉浸在这份成就中时，专家的提醒让我们意识到：**"8S"的实施不应仅仅停留在表面的整洁与美观上，更应聚焦于提升用户体验，特别是献血者的感受及服务响应的效率。**这一意见如同一盏明灯，照亮了我们后续改进的方向。

例如，我们对献血屋的布局和动线进行了重新设计，确保物品摆放从献血者的角度出发；再如，将常用的宣传资料、指引标识等放置在献血者一进门就能看到的位置，减少了他们寻找信息的时间，提升了献血的效率。同时，我们还调整了献血屋内家具的摆放方式，确保献血者在等待或休息时能够感受到舒适与尊重。

在机采大厅，我们对采血椅进行了创新性的改造。原本合并的桌板被调整到打开状态，这样不仅为献血者营造了一种"虚位以待"的温馨氛围，还无形中提高了工作效率。员工在准备采血设备时，只需执行"关上"这步操作即可，相比之前的"打开、关上"两步流程，减少了工作量，提升了服务效率。这一细微的改变，却带来了献血者体验与员工工作效率的双重提升。

此外，我们还对献血屋、机采大厅内的诸多细节进行了重新审视与优化。从灯光照明的柔和度到空气流通的程度，从墙面颜色的选择到地面材质的防滑性，每一个物理触点都被赋予了提升用户体验的使命。我们深知，只有将这些看似微不足道的细节做到极致，才能真正实现卓越的服务体验。

回顾过去一年多的"8S"精益管理的实践之路，我们深刻体会到，物理触点的优化不仅仅是环境整洁那么简单，更是对用户体验与服务效率的深度考量。未来，我们将继续秉承这一理念，不断探索与创新，让每个物理触点都成为传递卓越献血服务的桥梁与纽带。

第六节 培训与内训师：卓越献血服务可持续发展的核心驱动力

培训作为卓越献血服务持续升级与优化的核心驱动力，其重要性不言而喻。它不仅帮助SOP的落地，还广泛涉及与服务相关的全方位培训。在青岛市中心血站

《服务管理程序》的指引下，我们构建了一套全面、分层且高效的培训体系，并在实践中深刻体会到了其带来的巨大价值。同时，我们积极借鉴宝洁公司"人人都是培训师"的理念，致力于打造一支属于自己的内训师队伍，为服务设计与管理注入源源不断的活力与智慧。

一、培训体系：全方位、深层次

·**培训周期：**我们的培训体系由定期培训与灵活的不定期培训两大模块构成，确保员工能够持续、系统地接收新知识和新技能。

·**培训内容：**我们将培训内容划分为专业培训、服务培训与通用培训三大板块，旨在全方位提升员工的专业技能、服务意识及综合素养。

-专业培训：聚焦采血技术、设备使用与维护及应急处理，确保一线采血人员技能精湛。

-服务培训：围绕服务形象塑造、沟通技巧、服务流程优化、服务设计思维、服务管理实践及案例分析展开，深化以献血者为中心的服务理念。

-通用培训：涵盖商务礼仪、办公软件应用、跨部门协作、心理学基础等内容，拓宽员工视野，提升综合素质。

·**培训方式：**采用线上与线下相结合的培训方式，将培训效果最大化。线上培训利用互联网平台，实现随时随地学习；线下培训则通过面对面互动的形式，加深员工的理解与应用。同时，根据员工实际情况，分批次进行培训，确保全员覆盖。

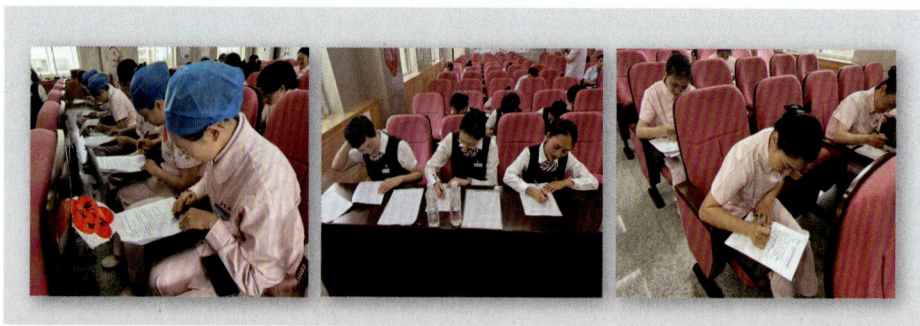

SOP考试

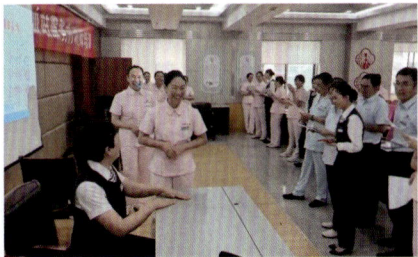

实景模拟

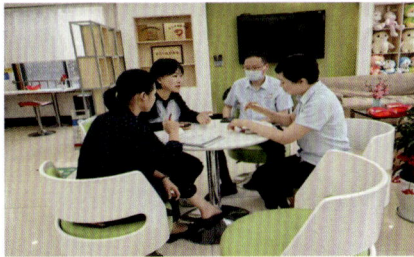

小组讨论

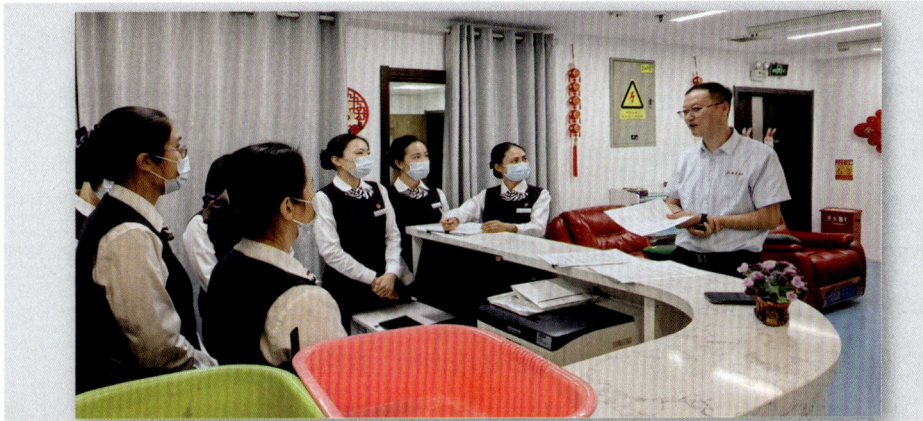

现场指导

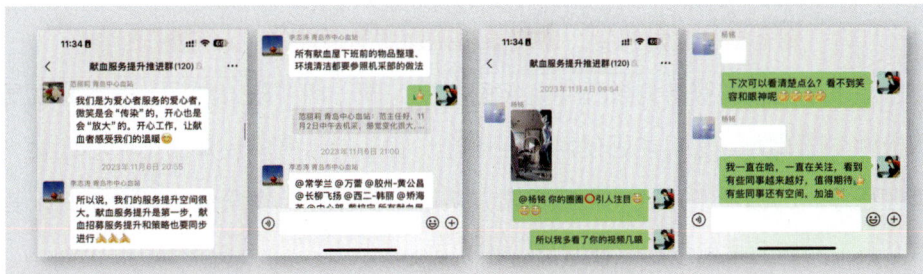

在线指导

二、内训师队伍：传承、创新与引领

·选拔与培养：内训师是培训体系的灵魂。我们严格筛选，从优秀员工中挑选出具备深厚业务功底、卓越表达能力及"传帮带"精神的候选人，通过系统培训与考核，确保他们成为合格的知识传播者与技能传授者。

·角色与贡献：内训师不仅参与培训体系的设计与优化和课件的开发与更新，更承担着培训实施、品质监控与持续改进的重任。他们通过传承与创新，为培训体系的不断完善与服务品质的持续提升注入了强大动力。

三、赋能与复制：推动服务品质跃升

通过完善的培训体系与卓越的内训师队伍，我们成功实现了服务品质的全面赋能与高效复制。员工在培训中不断成长，专业素养与服务意识显著提升。同时，内训师通过传授知识与经验，将优秀的服务文化与管理模式复制到更多员工身上，推动整个血站的服务品质迈向更高层次。

展望未来，我们将持续加强内训师队伍的建设，致力于打造"人人都是内训师"的学习型组织文化。我们坚信，在全体员工的共同努力下，我们的服务品质必将攀登新的高峰，为献血者与受血者提供更加卓越、高效的服务体验。

【参考案例】宝洁集团的"人人都是培训师"文化理念

宝洁集团通过打造"人人都是培训师"的文化理念，成功构建了一个全员参与、全程覆盖、全方位发展且高度针对性的培训体系。这一体系不仅促进了员工个人能力的提升与职业发展，更为公司的持续创新与发展提供了坚实的人才支撑。

第七节　奖励机制：激发卓越献血服务潜能的"双刃剑"

在追求卓越献血服务的过程中，奖励机制如同一把"双刃剑"，既能激发员工的积极性与创造力，也可能因使用不当而挫伤团队的士气。在青岛市中心血站《服务管理程序》的指导下，我们积极探索并实践了多维度、多角度的奖励机制，旨在让每个员工的努力与贡献都能被看见、被认可。

一、正向激励：激发内在动力的源泉

正向激励，即通过给予员工正面的反馈、奖励或认可，激发其内在的工作动力与潜能。在服务行业中，这种激励方式尤为重要，因为它直接关系到员工的服务态度、工作热情及顾客满意度的提升。我们深知，一个充满正能量、被充分激励的团队，是提供卓越献血服务的基石。

二、多维度奖励机制：让每个员工闪闪发光

· **绩效奖励：** 在青岛市中心血站《服务管理程序》的指导下，我们建立了科学、公正的绩效评估体系，根据员工的服务质量、工作效率、顾客满意度等多维度指标进行综合评价。对于表现优异的员工，我们给予其现金奖励、晋升机会、额外假期等实质性的奖励，以此肯定他们的努力与工作。

· **精神奖励：** 除了物质奖励，我们还注重精神层面的奖励。我们设立了"服务之星""最佳团队"等奖项，定期举行表彰大会，公开表扬在工作中表现突出的个人与团队。同时，利用内部通信、社交媒体等渠道，广泛宣传他们的先进事迹，让员工感受到来自组织与社会的尊重与认可。

· **个性化奖励：** 我们深知，每个员工都是独一无二的，他们有着不同的兴趣、需求与期望。因此，在奖励机制的设计上，我们力求个性化，根据员工的实际情况与偏好，提供定制化的奖励方案。例如，为热爱学习的员工提供专业培训机会，为注重工作与生活平衡的员工提供灵活的工作时间。

· **发展奖励：** 我们深知，员工的成长与发展是其最关心的问题。因此，我们将培训与发展机会作为重要的奖励方式，鼓励员工参与各类培训项目，提升自身技能与素质。同时，为表现优秀的员工提供职业晋升的通道，让他们在服务管理的道路上走得更远。

三、落实与监督：确保奖励机制的有效性

为了确保奖励机制的有效实施，我们建立了完善的监督与反馈机制。通过定期收集员工的意见与建议，对奖励机制进行持续优化与调整。同时，加强对奖励过程的监督与管理，确保奖励的公正性、透明度与及时性。

通过实施多维度的奖励机制，我们成功激发了员工的潜能与创造力，提升了团队的整体服务水平。未来，我们将继续深化正向激励的实践与探索，让每个员工都能在工作岗位上闪闪发光，共同推动服务品质的持续提升与卓越发展。

第二章

单采血小板卓越服务实践

青岛市中心血站机采部承担着全市约80%的单采血小板工作及站内全血的采集工作。部门现有职工19名，年接待献血者超过2万人次。我们以"聚血融情"为服务品牌，坚守"汇聚人间大爱，服务永无止境"的核心服务理念，真诚接待每位献血者。

自2022年10月服务升级项目启动以来，机采部作为试点部门，不仅承担了测试和示范的任务，更积极参与到前期设计和服务实践中。到2023年10月，机采部圆满完成了标杆打造任务。至此，相关核心成员已具备内训与复制能力，能够指导全站的献血服务提升与督导工作。回顾这三年的卓越献血服务设计与实践，我们总结了以下宝贵经验。

第一节　以"献血者需求为导向"要有根据

机采部一直以来都会主动寻找服务创新的突破点，但是在此次卓越献血服务的实践过程中，最让我们信服的还是数据。当专家团队把献血者画像呈现在我们面前的时候，"小李""大李"和"老李"的形象鲜活地出现在我们眼前，触发他们主动献血、持续献血及感召他人献血的动机也鲜活而全面地展示在我们面前，其中有我们基于满意度调查得到的信息，也有之前没有考虑过的信息。另外，通过专家团队的调研，我们还发现，我们之前是基于现在的献血者群体去征求意见，但实际上，我们应该基于目标献血者群体。在三个群体的比例中，最理想的群体——"小李"的比例反倒比较低，这给了我们一个警醒。"小李"是我们要着力吸引的群体，那么我们的服务设计和呈现方式就要向着吸引"小李"的方向去努力。

第二节　构建卓越献血服务的系统化与体系化框架

我们的团队善于学习，每当兄弟血站有创新实践，我们总会积极吸取经验并尝试复制。然而，随着时间的推移，这种做法逐渐显露出其弊端。虽能不断增添亮点，却因缺乏整体规划与内在灵魂而显得杂乱无章。

鉴于此，在打造卓越献血服务的过程中，专家团队首先着眼于对服务定位、服务策略及服务文化进行深度剖析。他们不仅解答了我们为何而服务、目标何在、标准为何及如何达成等关键问题，更运用专业的体系化工具和服务管理系统，将我们以往零散的经验与知识有机串联，赋予其新的生命力。这一过程，不仅是对过往实践经验的梳理，更是对未来卓越献血服务蓝图的精心勾勒。

第三节　打造高效实用的SOP标准

以往，我们的SOP虽能规范流程，但在实际操作中的指导性和可复制性明显不足。此次在卓越献血服务中引入的SOP，具有细致入微、直观的特点，指导性和可复制性较强，真正实现了对基层工作的有效指导。即便是新员工，只需遵循SOP标准，也能迅速上手，实现服务标准的复制。

在《献血服务可视化操作标准（单采血小板）》的制定过程中，我们全程参与，从1.0版本到4.0版本，历经多次测试与优化，耗时近半年之久。面对全站的急切期望，专家坚持"慢工出细活"的原则，强调只有经过充分测试，确保SOP真正贴合实际、真正能够提升服务体验且易于新员工理解和掌握，才是有价值的SOP。一旦确定了有效的SOP，后续的工作推进便事半功倍，进展迅速。这一"磨刀不误砍柴工"的理念，为我们提供了启示。

第四节　"技控"赋能，简化流程，提升服务效率

在此次卓越献血服务实践中，我们深刻体会到了"技控"理念的巨大价值。

"技控"这一概念的核心在于通过简化流程、赋能员工，使工作更加轻松，让高绩效更容易实现。据统计，环境因素对绩效的影响高达75%，而个人因素仅占25%。

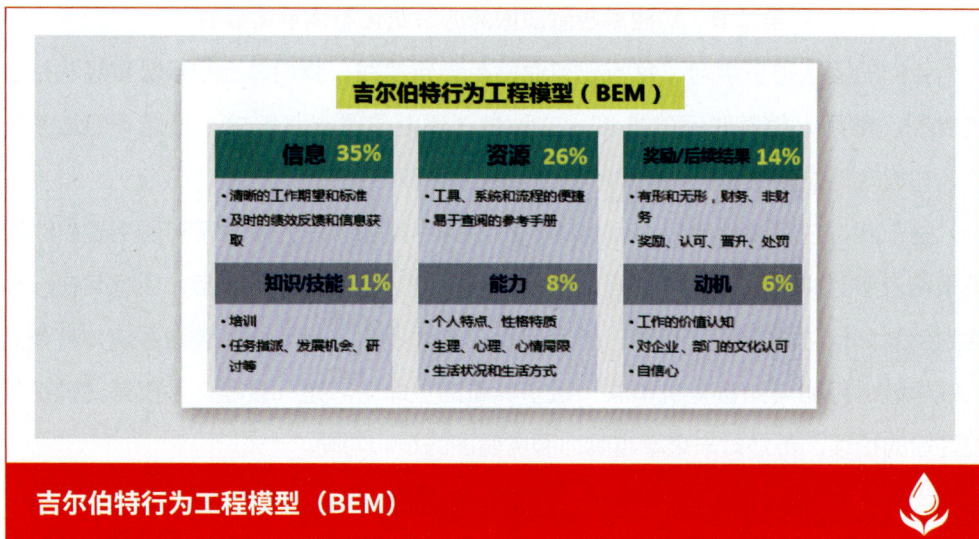

吉尔伯特行为工程模型（BEM）

在服务过程中，我们常遇到诸多重复性问题。例如，服务中心人员需不断向来访者介绍献血方式、流程及卫生间位置等信息。运用"技控"思维，我们采取了多项改进措施：在入口处张贴"献血五步指南"，通过直观的图表展示献血流程及方式差异；在显眼位置设置卫生间指示牌。这些举措在人力有限的情况下，有效降低了工作人员重复解答同一问题的频率，避免了"言不尽意"的情况。

此外，我们还在服务台上铺设了透明垫，垫下放置了献血者常问问题及答案。当献血者有疑问时，工作人员可边指引边解读，显著提升了讲解效果。在人流高峰时段，还可指引献血者自行阅读，减轻了其"被忽视"的感受，进一步提升了服务体验。

第五节　以效率和体验为核心，深化"8S"精益管理

作为青岛市中心血站"8S"精益管理的先行示范部门，机采部在短短三天时间内高效完成了"8S"精益管理第一阶段的打造，并顺利通过了验收。然而，在展示成果时，专家的质疑让我们深刻反思——纸杯的摆放是否真正便于献血者使用？献血者离开初检室时，一手按压针眼、一手持物，内部的座椅布局是否便于他们顺利就座？这一系列问题让我们意识到，"8S"精益管理的核心始终是效率与用户体验。

青岛市中心血站
QINGDAO BLOOD CENTER

8S精益管理 精在过程 益在人为

1S 整理 SEIRI
2S 整顿 SEITON
3S 清扫 SEISO
4S 清洁 SEIKETSU

服务 整理 整顿
节约 **8S** 清扫
安全 素养 清洁

素养 SHITSUKE 5S
安全 SAFETY 6S
节约 SAVE 7S
服务 SERVE 8S

效果看的见 持之以恒是关键

"8S" 精益管理

基于此，我们启动了第二步——卓越献血服务环境改造计划。我们主动将服务中心前移至科室门口，实现服务的主动前置与贴心关怀；将原本硬质的隔断填表区升级为柔软、明亮的沙发区，为献血者提供更为舒适的等待体验；优化餐饮区布局，不仅增设了就餐位，还巧妙地避免了面对面就餐的尴尬；休息区座椅保持随时可坐状态，便于献血者自行入座；血压测量座椅定位精准，无须调整即可轻松测量，减少献血者操作；拆卸下来的采血耗材及时隐蔽处理，减轻敏感人士的不适感；治疗车使用后即刻归位，增强现场秩序感，提升专业形象。

此外，我们还增设了阅读区，为等待家长献血的孩子们打造了一个充满乐趣的阅读天地。这些细致入微的改进，不仅体现了我们对献血者体验的深切关怀，更显著提升了献血者的满意度与忠诚度，为血站赢得了良好的口碑。

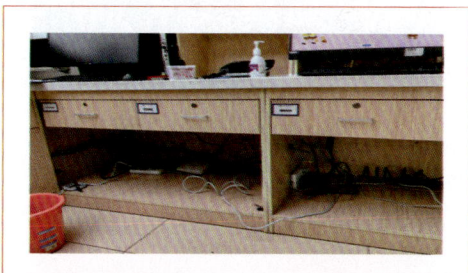

实行 "8S" 前的服务台下

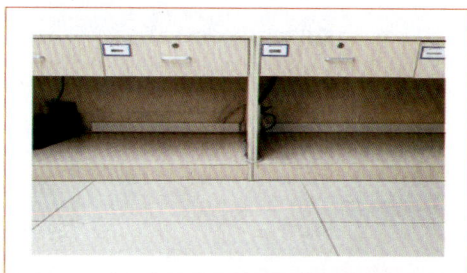

实行 "8S" 后的服务台下

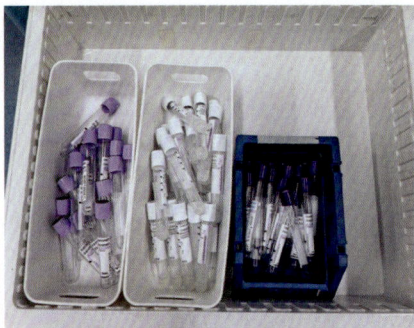

实行"8S"前的抽屉

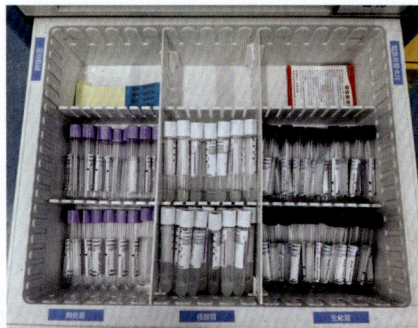

实行"8S"后的抽屉

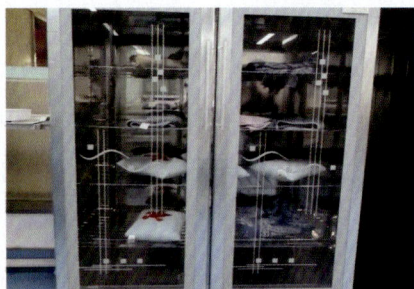

实行"8S"前的消毒柜

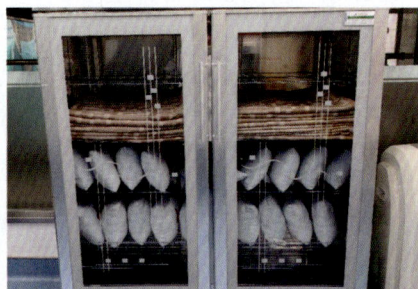

实行"8S"后的消毒柜

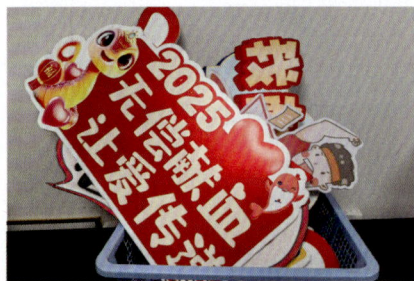

实行"8S"前的手举牌摆放

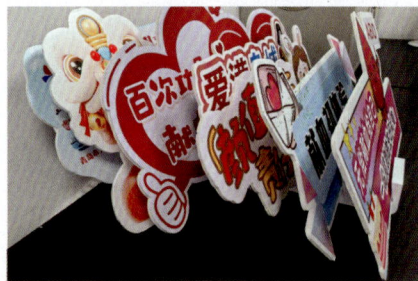

实行"8S"后的手举牌摆放

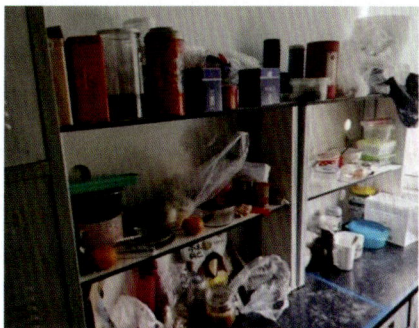

实行 "8S" 前的午餐间

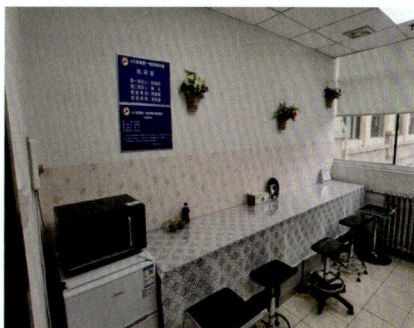

实行 "8S" 后的午餐间

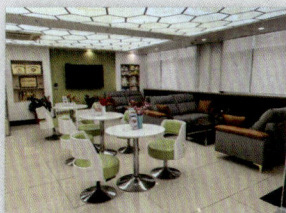

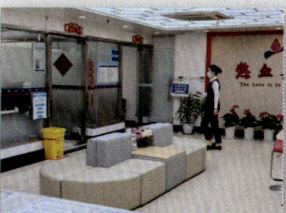

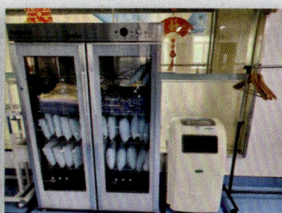

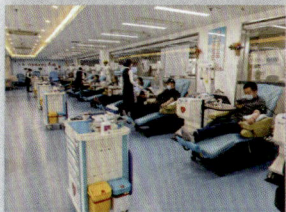

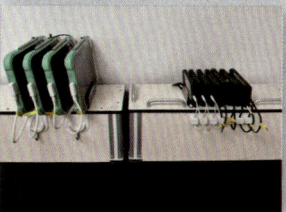

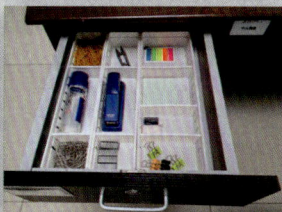

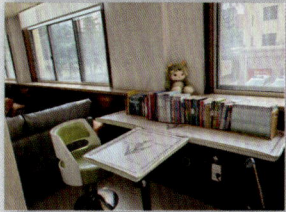

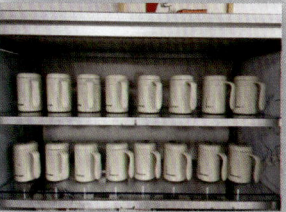

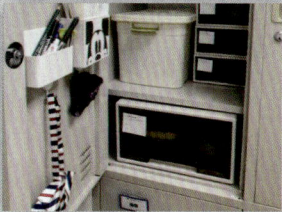

实施 "8S" 后部分场景展示

第六节　服务岗位优化，同样的人数不同的体验

一个困扰机采部很久的问题是人员编制不足。因为献血者对机采献血方式的偏好，导致机采部每天的人流量都很大。按照人员编制和以前的服务流程，每个岗位只有一个人，员工经常忙到没有时间去洗手间、吃不上午饭。在专家团队的协助下，我们优化了献血者动线和服务人员的岗位设计。这些调整不仅让员工减少了走动及工作量，同时还提升了献血者体验和员工满意度。

1. 双主班制

机采部原来实行主班制，但主班是在采血室内负责统筹团募和全血采集，所以这个主班并不能对现场的服务品质进行统筹和协调。根据"事事有人管、处处有督导"的原则，我们实行双主班制，即采血室内由内主班（原主班）负责，采血室外由外主班（服务中心兼任）负责。

2. 增设服务岗

通过现场的调研和观察，我们发现服务中心和初检岗位的工作压力很大，但他们忙碌的程度不同——初检岗位一直都在忙，忙着采血、检测及人工呼叫告知献血者初检结果；服务中心则是忙着"迎来送往"，人多的时候应接不暇，但在献血者初检后到进入采血室前这个环节却出现了"服务空白"，只能靠献血者自行寻找。如果遇到献血者检测结果不理想且工作人员又忙碌的情况，就有可能导致献血体验不佳。所以我们在服务区增设了服务岗。这个岗位一方面可以衔接初检后到进入采血室及采血后进入休息区这段时间内的流程，另一方面可以协助初检岗减少人工呼叫的工作，同时，还可以与服务中心和体检岗呼应，在人多的时候帮助"迎来送往"，在各岗位员工离开的时候协助替岗，这就实现了**"人人有补位"**，可谓**"一岗多能"**。

3. 强化志愿者岗

之前我们对志愿者岗实行松散的管理，只做相应培训，没有过多约束，遇到负责任的、主动的志愿者，今天的志愿者岗就很有帮助；遇到不主动的、没有服务意识的志愿者，还可能会与献血者产生矛盾和冲突，影响现场的服务体验。在此次卓越献血服务实践中，我们优化了对志愿者岗的管理。

首先，我们明确了志愿者岗的设置、工作内容及工作标准，明确该岗位归服务中心管理，服务中心对志愿者岗的服务品质负责。

其次，在工作流程中明确要求服务中心每天到岗后，需要第一时间向当天的志愿者岗讲明白工作要求和工作内容。

另外，在日常的工作检查中，把志愿者的工作情况纳入服务中心岗的检查内容中，形成工作闭环。

优化后的志愿者岗不仅提升了志愿者的成就感，还为血站的服务提供了有效的补充与辅助。

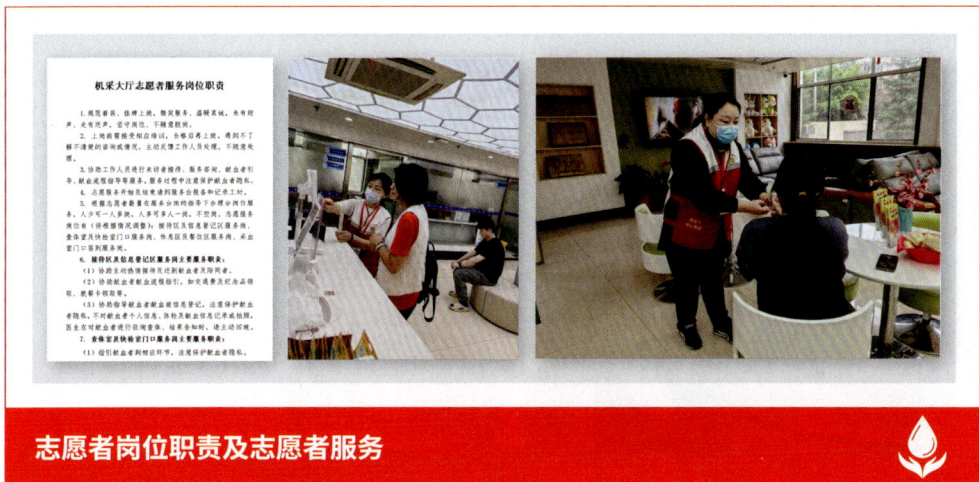

志愿者岗位职责及志愿者服务

第七节　闭环思维引领下的规范管理与效率提升

机采部常面临一个挑战：每日正式上班前，大厅便已人头攒动，部分热心献血者甚至协助开启饮水机、整理环境，这使我们的服务显得颇为被动。为解决这一问题，专家团队精心设计了"晨夕会"结合"早准备、晚整理"的高效工作体系，成效显著。

• **晨会制度：** 每日早上7:50，员工自觉进行仪容仪表的自检与互检，并通过礼仪操振奋精神。随后，早主班主持会议，清晰传达当日工作重点与注意事项，确保每个员工目标明确。

·**早准备流程**：晨会结束后半小时内，迅速完成设备启动、耗材安装、治疗车部署及人员就位等预备工作，为献血服务的顺利开展做好准备。

·**夕会总结**：每日15:00前，早主班引领团队回顾当日工作亮点与待改进点，通过分享特殊案例，促进经验积累与知识传递。

·**晚整理环节**：下班前，晚主班组织进行全面整理，包括物品归位、清洁消毒、次日物资预备、垃圾清理及设备关机充电等，确保第二天工作的顺利衔接与高效启动。

通过持之以恒地执行这一工作体系，我们的早准备与晨会效率大幅提升，确保了从上班那一刻起即进入最佳工作状态，实现了闭环思维引领下的规范管理与效率提升。

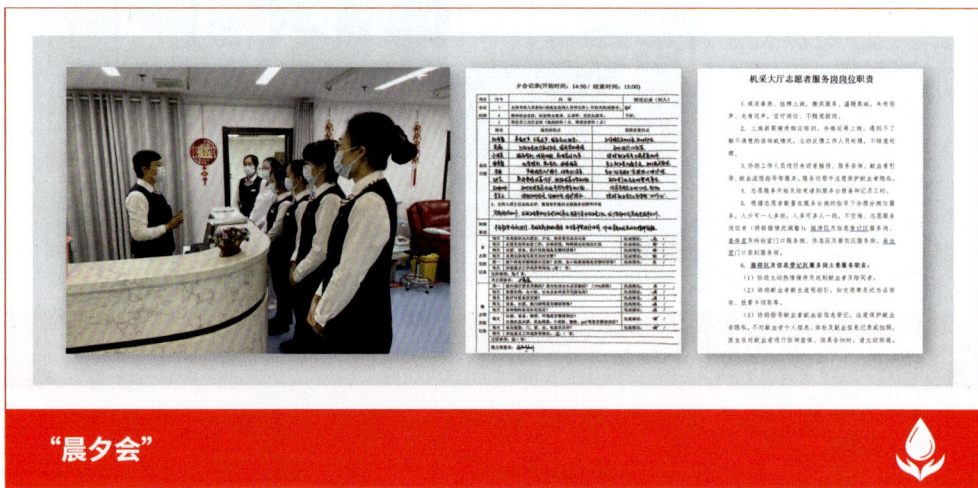

"晨夕会"

第八节　培训督导：精进标准，铸就卓越献血服务

为确保服务标准得以精准实施与持续优化，我们精心构建了全方位、多层次的培训督导体系。

·**培训多元化**：我们依托晨会、周会、科务会及全站统一培训等多元化培训平台，对全体员工进行系统培训，确保每个员工都能深入掌握操作规范与标准沟通话术。此外，创新实施"一人一周"轮岗培训制度，打造员工间相互学习、共同成长的氛围。值得一提的是，我们设置了"AB角"团队，负责拍摄操作标准视频，通过拍摄促进技能精进，同时检验学习成效，确保标准的精准传达。

·**督导全方位：** 在督导层面，我们构建了包括主班自查、科主任与服务内训师现场巡检、群内打卡监督及站内献血服务提升推进办公室季度巡查在内的多层次监督网络。这一体系不仅能够及时发现并纠正服务中的偏差，还能针对共性问题组织专题培训，确保服务质量在持续改进中迈向卓越。

通过上述培训督导机制的深入实施，我们不断精进服务标准，铸就了更加专业、高效的服务团队，为献血者提供卓越的服务体验。

第九节　数字触点优化：科技引领智慧献血新时代

在献血服务的数字化转型中，我们还尝试利用技术手段，实现献血流程的便捷性与高效性，为献血者带来前所未有的智慧献血体验。

1. 精准预约系统：以供定采，以微信预约为核心

我们实施了以供定采的精准预约模式，供血部每日汇总血小板临床需求，发送至机采部。机采部根据采集量、双量率、采前淘汰率及履约率等因素，设定次日各血型需求人数，并通过微信公众号及服务热线提供预约服务。预约时段以半小时为单位划分，确保献血者高效有序地完成献血流程。中午时段因容易出现献血不良反应及工作人员分班就餐导致工作人手短缺等因素，暂不开放预约。

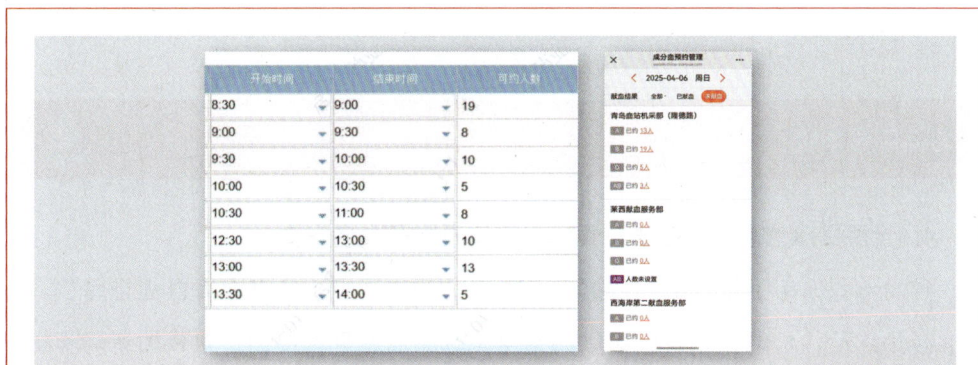

精准预约系统

2. 无纸化采血流程：电子签名引领新风尚

我们引入了基于电子签名的无纸化采血流程，从报到、体检、初检到采血及采血后环节，全程实现无纸化操作。献血者通过微信公众号预约或献血登记后，可直接打印叫号条；在体检环节及采血环节可在平板电脑上完成信息核对确认、电子签名等步骤，极大减少了纸质文件的使用与等待时间。

3. 排队叫号系统：提升献血者等待体验

我们实施了排队叫号系统，献血者报到后即进入系统排队，通过大屏显示、语音播报及短信提醒等方式，实时呈现各环节进度。从体检、初检到采血，各环节"无缝衔接"，确保献血者能够高效、有序地完成献血流程。

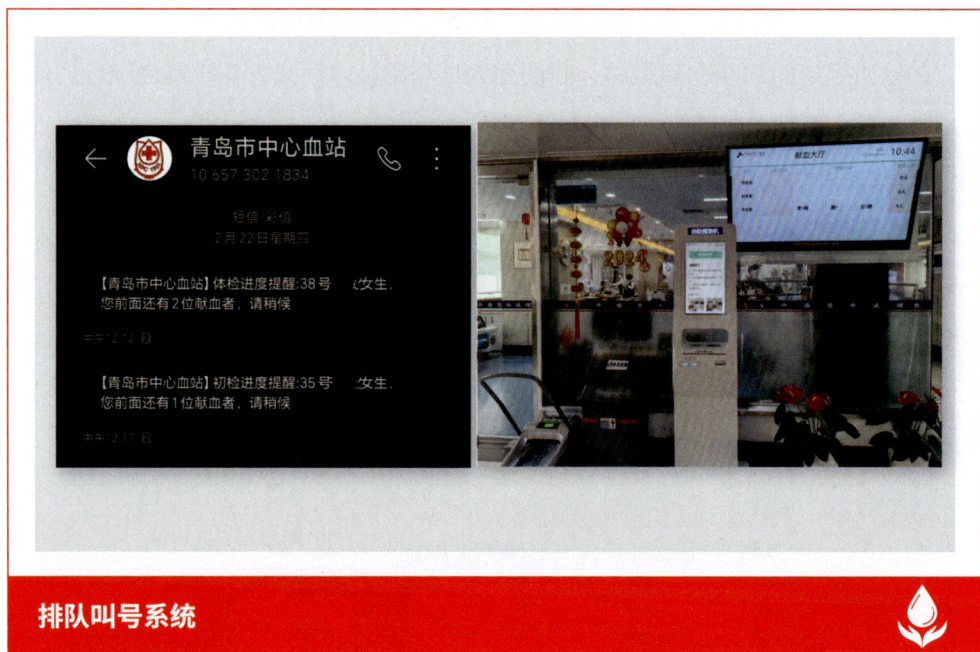

排队叫号系统

4. 全民健康信息平台核查：保障血液质量与献血者安全

我们与青岛市卫生健康大数据中心合作，建立了"不宜献血人群信息库"。在献血者预约及体检时，系统会自动调用全民健康信息平台接口，对献血者健康状况进行核查。一旦发现有不宜献血的情况，系统会立即提醒工作人员及献血者，确保血液质量与献血者安全。

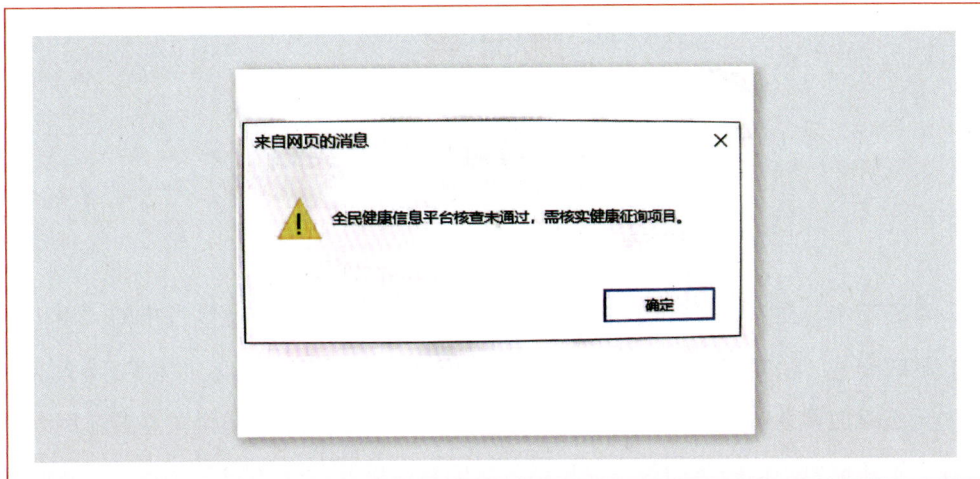

全民健康信息平台核查

5. 交通费微信发放：简化流程，减轻工作压力

我们推出了交通费微信发放服务，实现了定额、直接、留痕的发放流程。献血者无须重复登记，只需核对信息即可。同时，我们与信息管理系统双向互通，确保发放记录准确无误。此外，我们还提供了银行卡发放这一备选方案，确保特殊情况下交通费的顺利发放。

6. 机采纪念品积分制度：多样化兑换，减轻存储压力

我们设立了机采纪念品积分制度，献血者在完成献血后，即可获得相应积分。献血者可在线上或线下兑换多样化的纪念品，线上兑换后可包邮到家。这一制度不仅丰富了献血者的纪念品选择，还有效减轻了纪念品存储及发放的工作压力。同时，我们还设定了积分定期清零制度，确保积分系统的持续健康运行。

科技正在深刻改变着无偿献血事业。从献血前的精准预约、健康核查到献血中的无纸化操作、排队叫号系统，再到献血后的交通费发放及纪念品积分兑换，我们用科技的力量为献血者提供更高效、更便捷、更安全的献血体验。

综上所述，青岛市中心血站机采部在卓越献血服务实践中取得了显著成效，不仅提升了献血者的满意度与忠诚度，更为全市无偿献血事业的发展注入了新活力。未来，机采部将继续秉持初心，不断创新，为献血者提供更加卓越的服务体验。

第三章

献血屋的卓越献血服务实践

青岛市中心血站以其20座特色献血屋为基础，构建了覆盖七区三市的"半小时爱心献血圈"。献血屋年献血量占血站总献血量的70%，年接待献血者逾9万人次，成为无偿献血事业的中流砥柱。鉴于此，提升献血屋的服务质量至关重要。尽管过去我们不断努力，但服务的系统性和精致度仍有待提升。自2023年10月起，我们踏上了献血屋卓越服务实践的征程。当年底，顺利完成位于青岛市永旺东部购物中心的献血屋的标杆打造工作，并对相关SOP进行了测试。全市献血屋员工经过全面培训后，于2024年5月开始同步执行SOP。同年9月，全站所有献血屋与机采献血服务携手共进，共同参与到服务质量检查工作之中。

回顾这段为期两年的卓越献血服务实践，我们积累了以下宝贵经验。

第一节　服务定位的精准升级

一开始，我们将献血屋的服务定位为"精致"。然而，在专家的建议下，我们将其升级为**"精致+如家般的温暖"**。这一转变源于献血屋志愿者的特殊构成：他们多为周边的热心居民，以三四十岁及以上的已婚已育人士为主，甚至还有六七十岁的长者，他们将献血屋视为第二个家。因此，我们确立了**"三个一"服务标准：一声温馨问候、一杯温水、一个温情送别**，让献血者感受到家一般的温暖。由于献血屋通常只配备两个员工，因此当献血者到来时，往往就是这些热情洋溢的志愿者率先迎接他们。这赋予了献血屋独有的"家"的氛围。

第二节　献血者视角的深度洞察与卓越献血服务实践

在献血服务的实践中，我们深刻认识到献血者视角的核心价值。以往，许多服务设计都从操作者视角出发，忽略了献血者的真实需求和感受，导致献血体验不佳。卓越献血服务应当超越献血者的基本预期，实现个性化与贴心化。

我们意识到，仅仅在献血者询问时才提供服务是远远不够的。真正的卓越献血服务应当是既主动又超越献血者预期的。例如，在献血者进门时，我们不再仅仅要求他们出示身份证进行身份登记，还会主动解释这一步骤的必要性和后续流程，以消除献血者的疑虑和不安。这种超越预期的服务，正是卓越献血服务的精髓所在。

在实地测试SOP的过程中，我们让员工和志愿者体验献血者的角色，并赋予他们多重身份——初次咨询者、首次献血者、多次献血者等。通过模拟不同场景下的献血者需求，我们学会了以更加个性化的方式问候和接待献血者，从而提供更加贴心和专业的服务。

此外，我们还借助心理学原理对献血屋的环境进行了优化。例如，将献血沙发的角度进行调整，让献血者背对窗坐。这一改变不仅保护了献血者的隐私，还提升了室外人员对献血屋内情况的可见度，激发了他们走进献血屋的欲望。同时，在物品摆放上，我们也更加注重献血者的体验，确保他们能够感受到专业、温暖和精致的服务氛围。

这些从献血者视角出发的服务细节优化，让献血屋变得更加热闹和温馨。献血者在这里不仅能够享受到便捷、高效的献血服务，还能感受到来自工作人员的关怀和尊重。

第三节　以体验为主导的"8S"精益管理与动线优化

献血屋的初始设计忽视了献血者的体验，导致动线混乱、设备设施摆放不当，这使得室内既显得凌乱，又影响血站的专业形象。为此，我们积极响应站里的要求，实施了"8S"精益管理，从定位、整齐、干净等基础方面入手，显著提升了现场环境。然而，专家建议让我们意识到，仅仅停留在这些基础层面是不够的，我们必须从"体验"的角度出发，确保献血者能够感受到温暖和亲情。

以献血屋的操作台为例，其原本的设计是为了保护工作人员免受寒风侵袭，但却导致献血者进门后无人迎接，需要自行寻找服务。为了改善这一状况，我们调整了能够移动的操作台的位置，将其置于门口迎宾位，让献血者一进门就能感受到热情的欢迎。对于无法移动操作台的献血屋，我们则安排了志愿者在门口值守，时刻关注来访者，及时迎接并引导其进入献血屋。这一举措不仅提升了路人进入献血屋的概率，还减轻了员工的工作负担，同时优化了献血者的献血体验。

此外，我们还根据献血流程对各个操作点的位置进行了优化，确保献血者从初检到采血再到离开的整个过程都十分顺畅。初检后，献血者可以在旁边坐下，志愿者会立即送上一杯温水。初检通过后，工作人员会引导其前往采血区。采血完成后，献血者可以领取纪念品并离开。这些流程都经过精心设计，避免了交叉和混乱，确保了服务的到位和体验的优质。

通过"8S"精益管理和献血服务创新大赛，员工的创新思维也得到了激发。例如，位于青岛市永旺东部购物中心的献血屋的工作人员利用现有物品，在热合台上加装了置物架，既解决了留样管盒的摆放问题，又使热合台更加整洁美观且实用。同时，我们还对采血桌桌面摆放物品进行了重新定位，使工作人员与献血者的眼神交流更加顺畅。采血桌上只摆放必需物品，血袋也只摆放当天的用量。休息区桌子的桌面则只保留宣传用品、纪念品登记本和中性笔。每日工作结束后，所有物品都会归位，保持桌面整洁。纪念品展示柜里的物品摆放方式也经过精心设计，让献血者一看就能感到精致、有吸引力。

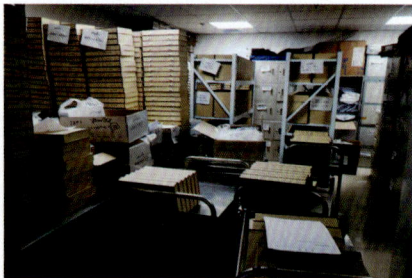

实行"8S"前的档案室

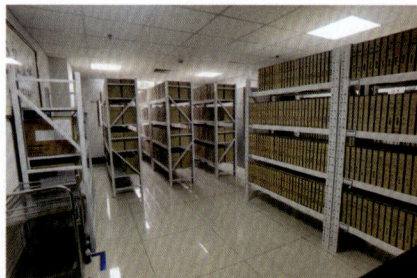

实行"8S"后的档案室

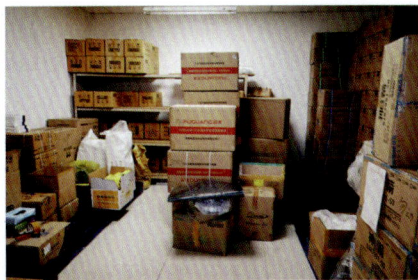

实行"8S"前的一楼库房

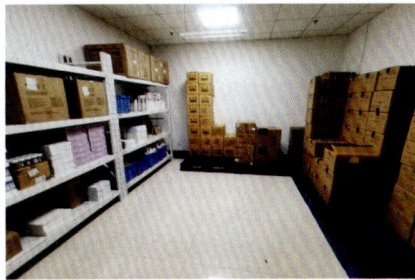

实行"8S"后的一楼库房

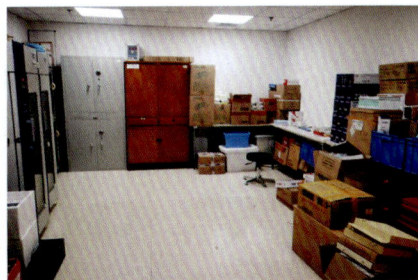

实行"8S"前的二楼库房

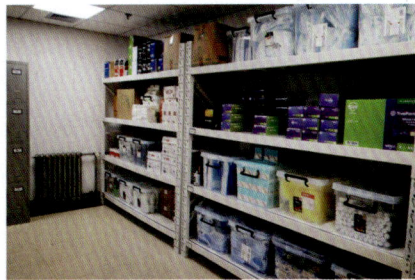

实行"8S"后的二楼库房

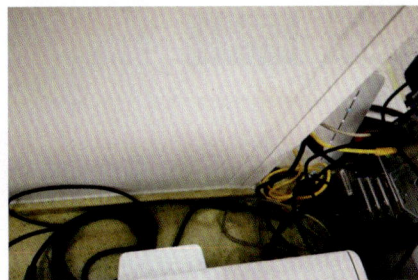

实行"8S"前的线路

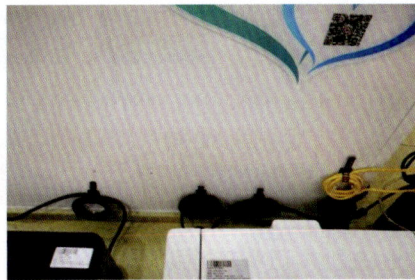

实行"8S"后的线路

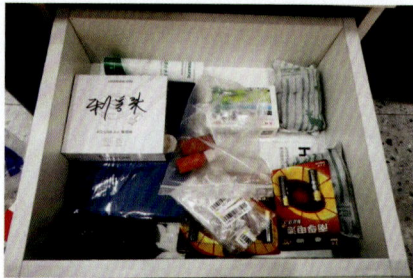

实行"8S"前的献血屋抽屉

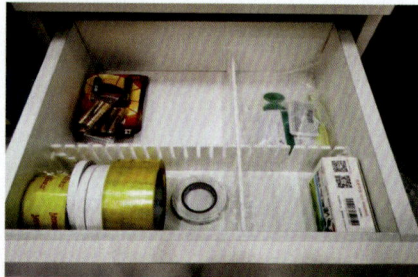

实行"8S"后的献血屋抽屉

第四节 主班负责制的成功实践

针对献血屋员工人数有限、管理难度相对较大的问题，我们创新性地引入了主班负责制。在实践初期，这一制度曾引发了一些质疑，毕竟每个献血屋通常只有两个员工，是否需要设立主班似乎是个值得商榷的问题。然而，专家的解答——**"事事有人管、人人都补位、处处有督导"**为我们指明了方向。

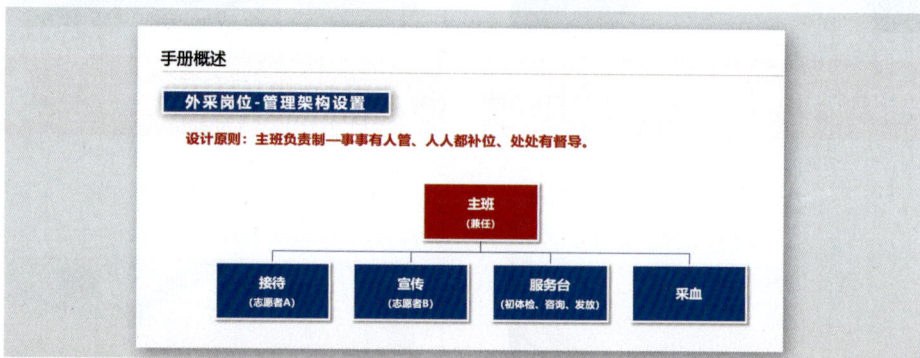

主班负责制

在主班负责制的框架下，主班人员不仅承担当班期间的服务品质管控职责，还肩负起管理志愿者、指导其工作的重任。这一制度的实施，极大地提升了献血屋的服务质量和管理效率。

通过主班的全面监督与指导，献血屋的每项工作都得到了有效的落实和跟进。无论是服务流程的顺畅进行，还是志愿者工作的有序开展，都展现出了前所未有的高效与规范。同时，主班的存在也确保了志愿者在服务过程中能够得到及时的指导和帮助，从而提升了他们的服务水平和专业素养。

此外，主班负责制还促进了献血屋内部的团队协作与沟通。在主班的带领下，员工与志愿者之间形成了更加紧密的工作关系，相互之间的支持与配合也更加默契。这种团队协作的氛围不仅提升了工作效率，还增强了团队的凝聚力和向心力。

第五节　精细化志愿者管理体系的构建

志愿者作为献血屋服务不可或缺的重要力量，对他们的管理和运用直接关系到献血者的体验与满意度。为了充分发挥志愿者的积极作用，我们精心构建了一套志愿者管理体系。

首先，我们明确了主班在志愿者日常管理中的核心地位，负责志愿者的日常沟通、任务分配与监督指导工作。这一举措确保了志愿者工作的有序进行，同时也提升了主班的管理效能。

其次，针对过去志愿者人数过多导致的献血者体验下降的问题，我们创新性地实施了献血屋内志愿者限额制度，即每间献血屋内只允许一到两位志愿者在岗服务。这一规定并非排斥志愿者的参与，而是鼓励他们自行协调与分工，既体现了青岛市中心血站对志愿者的尊重，又有效降低了管理难度。通过这样的方式，确保了献血屋内环境的安静与有序，为献血者提供了更加舒适的服务体验。

此外，我们还注重提升志愿者的归属感与工作效率。主班通过"晨夕会"对志愿者进行工作指导与赋能，帮助他们更好地理解献血屋的服务理念与操作流程，从而在工作中发挥更大的作用。同时，我们将这正式纳入SOP和管理程序中，提供了明确的现场管理依据，进一步提升了献血屋的服务质量和献血者的满意度。

综上所述，通过构建精细化志愿者管理体系，我们成功实现了对志愿者的有效管理，为献血屋的优质服务提供了有力保障。未来，我们将持续优化这一体系，为献血者提供更加卓越的献血体验。

第六节　"主动服务"与"走动服务"的深度实践

在献血服务的实践中，我们深刻认识到"主动服务"与"走动服务"的重要性。这两个理念不仅颠覆了我们以往的服务模式，更引领着我们走向卓越服务的新高度。

过去，我们的服务流程往往以岗位为中心，献血者需要自行走动来完成各项步骤。然而，专家提醒我们，这样的服务方式并不能真正体现"服务"的本质。**卓越的服务，应当是不给献血者添麻烦，主动满足他们的需求。**

因此，我们对服务流程进行了全面调整。例如，献血者完成初检后，可以在沙发上休息，此时志愿者会主动送上一杯温水，让他们感受到温馨与关怀。初检结果出来后，员工会主动上前引导献血者前往采血区，而不是简单地呼喊献血者。若初检有问题，员工也会主动走到献血者身边，以更加尊重与体贴的方式进行沟通。

在操作过程中，我们也更加注重主动告知。我们会提前向献血者解释即将进行的步骤、目的及可能产生的感受，让他们对整个过程有更加清晰的认识，减少不必要的担忧与疑虑。

此外，我们还特别关注女性献血者和初次献血者的心理需求。在进针时，我们会与他们保持沟通，给予安抚与鼓励，让他们感受到我们的关心与支持。采血结束后，我们也会及时给予安慰与鼓励，让他们带着愉悦的心情离开献血屋。

然而，将"主动服务"与"走动服务"理念真正融入日常工作中，并非易事。这需要经过一段时间的"刻意练习"与互相提醒，才能逐渐养成习惯。但正是这样的努力与坚持，让我们的服务品质得到了显著提升，献血者的满意度也大大提高。

未来，我们将继续深化"主动服务"与"走动服务"的实践，不断探索与创新，为献血者提供更加卓越、贴心的服务体验。

第七节　标杆先行，全面推广

青岛市中心血站一共有20座献血屋，位置分散，如何确保卓越献血服务的复制与一致性是一大挑战。为此，我们采取了"标杆+内训师+品质小组"的组合策略。通过树立标杆、建设内训师队伍、成立品质小组等措施，实现了卓越献血服务的有效复制和落地实施。

同时，我们实行献血服务负责人回避制度，以确保品质检查和监督的公平与公正。

第八节　细节决定成败：卓越献血服务的持续优化

尽管我们制定了完整的SOP，但在实际执行过程中，总会遇到各种意想不到的场景和挑战。无论是献血者的个性差异、天气变化，还是设备故障，都要求我们具备高度的灵活性和应变能力。

为了应对这些挑战，我们在SOP的每一个环节中都预留了"场景应对"部分，旨在鼓励员工整理经验、分享智慧。通过半年的实践、测试与优化，我们充分利用"晨夕会"，让每个员工和志愿者都成为观察者，用心去发现可以优化的地方。同时，通过周例会和月度例会，对发现的问题进行总结和指正并进行培训，确保服务品质不断提升。

在优化过程中，我们特别关注年长员工和志愿者的适应能力。他们可能因领悟能力和应变能力相对较弱，而对动线调整等变化感到不适应。因此，我们采取了重点指导和针对性辅导的策略，同时注重方式方法，尊重他们的经验和意见。通过征求意见的方式与他们沟通，为他们提炼简单易行的方法，帮助他们轻松应对变化，从而激发他们对卓越献血服务的追求。这些年长员工和志愿者的加入，为献血屋带来了丰富的经验和深厚的底蕴，加之细致的关怀和有效的引导，他们成了献血屋温暖体验的重要源泉。他们用自己的行动诠释着"天下大事必做于细"的道理，将卓越献血服务的精神融入每个细节之中。

未来，我们将继续深化这一理念，不断优化服务流程，提升服务质量，为献血者创造更加温馨、舒适、便捷的献血环境。同时，我们也将持续关注年长员工和志愿者的成长与发展，为他们提供更多的支持和帮助，共同推动献血事业的蓬勃发展。

第九节　简单之事持之以恒，铸造非凡成就

在追求卓越献血服务的征途中，我们深刻体会到服务意识与思维方式的改进是至关重要的。在这场变革中，专家为我们提供了三个看似简单却极具力量的工具："晨夕会""礼仪操"与"早准备、晚整理"。

1. "晨夕会"：修身修心的日常仪式

每天提前十分钟的晨会，不仅是一次仪容仪表的自检与互检，更是一场心灵的洗礼。通过穿戴整齐、做礼仪操，员工不仅巩固了标准操作，更在潜移默化中向卓越献血服务的目标迈进。晨会上，主班会传达重要事项，明确分工，确保每个员工都清楚自己的职责；而夕会则是对一天工作的总结与反思，员工分享做得好的地方，也坦诚需要改进之处，这种自我审视与团队共享的氛围，促使我们不断追求卓越，将创新与实践融入日常。

起初，面对这些看似烦琐的流程，员工或许有过抵触。但随着时间的推移，他们逐渐意识到，"晨夕会"并非形式，而是修身修心的过程。它让员工提前到岗，以最佳状态迎接每位献血者，同时也促使员工每天都在思考如何做得更好，将卓越与创新内化为习惯。

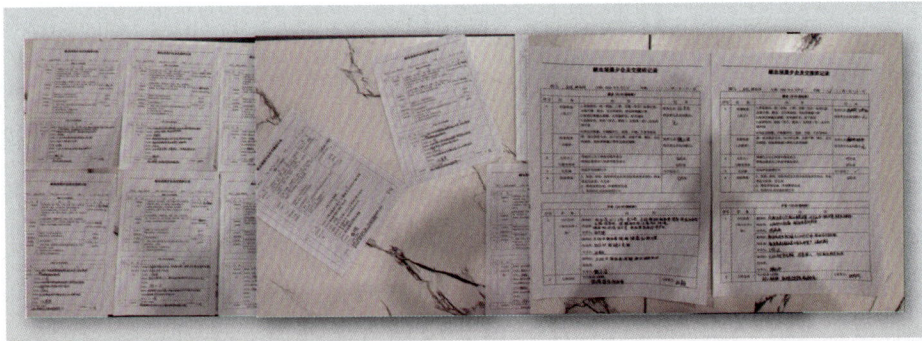

"晨夕会"材料

2. "早准备、晚整理"：打造高效服务的基石

"早准备、晚整理"看似简单，实则对提升服务质量至关重要。过去，员工常

常在忙碌与仓促中开始一天的工作，甚至有时献血者已在门口等待，而我们还在整理现场。这样的场景，无疑影响了献血者的体验。

而现在，通过"晚整理"，我们确保了每天下班前将现场恢复到最佳状态，为第二天的工作做好充分准备。这样，即使第二天开门时有献血者在门口等待，我们也只需短短一分钟的"早准备"就能以最佳状态投入工作。这种对"PDCA"循环的应用，让员工形成了闭环思维，每天都在持续改进中前行。

总之，这三个看似简单的工具，却在我们追求卓越献血服务的道路上发挥了巨大的作用。它们不仅提升了我们的服务质量和效率，更让我们学会了如何在日常工作中修身修心，将卓越与创新融入每个细节之中。未来，我们将继续坚持这些简单而有效的做法，持之以恒地追求卓越，为献血者提供更加温馨、高效、专业的服务体验。

"早准备"

"晚整理"

献血屋的卓越献血服务实践是一场持久战。我们需要不断总结经验、优化服务、提升品质，以确保每位献血者都能感受到家一般的温暖和专业的服务。

第四章

团体献血招募的优化服务策略

　　团体献血作为突发事件血液保障的重要措施和对街头献血的有效补充，在满足临床血液需求中发挥着关键作用。青岛市中心血站年献血人数高达14万，其中团体献血约占三成。凭借11辆流动采血车覆盖全市每个角落，深入政府机关、企事业单位、高校及乡村，年采集献血者超4万人次。自2024年1月起，我们实施了团体献血招募的优化服务策略，以下是一年多来的宝贵经验总结。

一、融入营销理念

　　融入营销理念成为我们团体招募的一大转折点。过往，我们未曾深思营销之于团体献血招募的意义。经专家点拨，我们豁然开朗，开始运用营销理念精准定位，提升招募对象的转介绍率，构建了团体招募的持续循环机制。

二、构建闭环管理体系

　　以往，献血活动结束即意味着与团体单位的阶段性联系中断。为改变这一状况，我们创新性地构建了闭环管理流程，确保每次献血后都是新招募周期的起点，有效降低了重新开发新单位的难度，提升了团体单位的持续参与度。

三、标准化招募流程

　　过去，团体献血招募依赖个人经验，导致效果参差不齐。通过本次实践，我们汇总并优化了团队的成功经验，形成了标准化的"三周七步二十一项"招募流程，不仅提升了团队的整体效能，还确保了服务品质的一致性和客户满意度。

四、引入高效沟通话术体系

　　面对与单位沟通时的挑战，我们引入了以招募为导向的话术体系。从初次接触到献血介绍，再到招募促成及后续回访，我们针对常见疑问制定了最佳回应策略，确保每句话都能引导对话向招募目标迈进，显著提升了沟通效率和团队士气。

五、实施主班负责制度

为确保采血现场的高效运作和服务质量，我们引入了主班负责制。每个采血点均指定主班负责人，负责现场协调与监督，这一举措有效改善了以往责任不明的情况，进一步提升了服务体验的可靠性和专业性。

通过这一系列策略的实施，青岛市中心血站在团体献血招募方面取得了显著成效，不仅提高了招募效率，也深化了与社会各界的合作，为构建更加稳健的血液供应体系奠定了坚实基础。

标准篇

"致广大而尽精微，极高明而道中庸。" ——《礼记·中庸》

解读： 在献血服务中，追求广泛覆盖与细致入微的平衡，既要满足大多数献血者的需求，也要关注个体差异，提供个性化的服务。

标准一

青岛市中心血站服务人员形象标准

青岛市中心血站
服务人员形象标准

前言

我们每个人都是血站的窗口，是青岛无偿献血事业的代言人！

- 献血者的信赖和喜爱，能够帮助我们与其沟通顺畅，提升服务满意度，从而推动无偿献血工作的进一步发展。因此，仪容仪表不仅代表个人的形象，更是血站形象的重要组成部分。
- 如何让献血者第一眼见到你就信任你、欣赏你，并乐于接受你的服务和操作，从而建立起对青岛市中心血站的信赖和对青岛市无偿献血事业的支持呢？
- 我们相信，这本形象标准手册可以很好地帮助你。

1.形象规范

制服 妆容
头面部 发型
微笑 饰品 手部

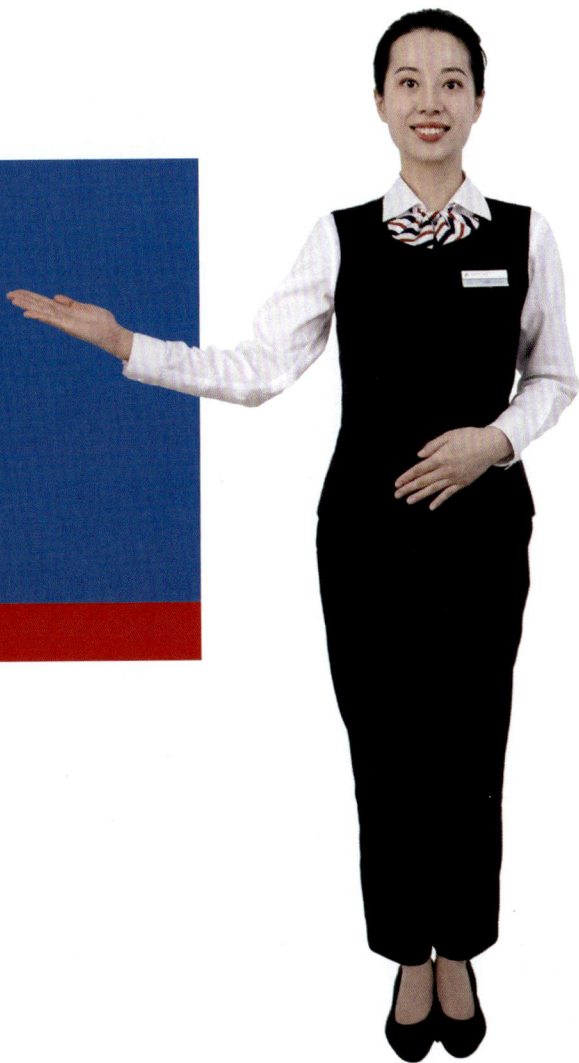

1.形象规范

形象的重要性

- 从心理学的角度来看，第一印象属于**首因效应**，也叫优先效应和第一印象效应。它是指双方形成的第一印象，也就是我们所说的"先入为主"。
- 不好的第一印象将给用户留下深刻的记忆，为之后的交往带来困难。
- 在第一印象的影响因素中，**视觉印象占55%**。
- 视觉形象美观、大方，着装严谨、规范，可以让用户喜欢和信任你，也有助于缓解冲突、减少误解。
- 视觉形象包括你的衣服、饰品、头面部、手部及身上的气味等。

制服

- 工作时间应按要求穿着指定的服装,在指定位置佩戴指定样式的配饰。
- 应保证服装干净、整洁,熨烫平整。裤子应有笔直的裤线,衬衣与西装的衣领应平整、无卷皱。
- 男士穿黑色棉质商务款袜子,不得裸露皮肤;女士穿无装饰图案的丝袜,颜色可以选择肉色或灰色,不得出现破洞、抽丝等情况。
- 男士应配黑色德比鞋(系带、光面、无装饰),女士应配纯色工作皮鞋(鞋跟不高于5cm),应随时保持鞋面光洁柔亮。

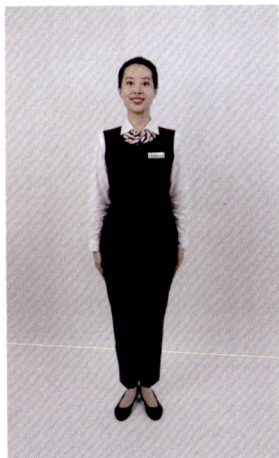

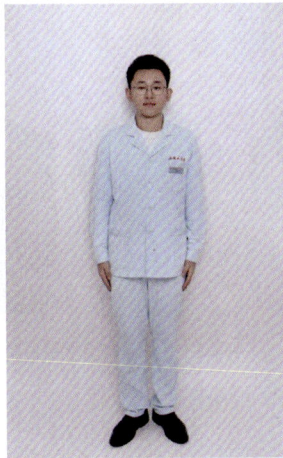

妆容（女）

- 应适当使用护肤产品和粉底，以确保肤质均匀干净、无油光，化淡雅职业妆。
- 耳朵保持内外干净。
- 面部无多余毛发。
- 按要求化妆，妆容应清新淡雅，有亲和力；不得化网红妆、烟熏妆等，也不得化过于凌厉、过于时尚的妆容。

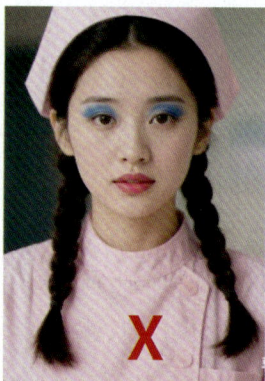
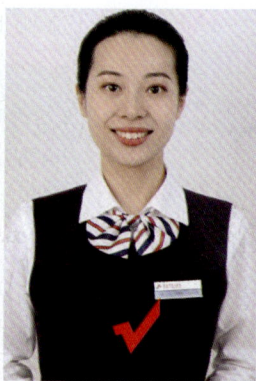
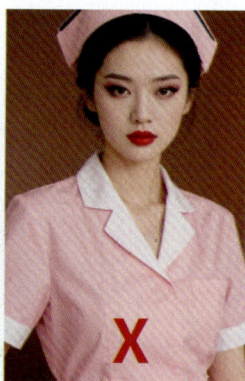

生活妆　　　　　　　职业妆　　　　　　　晚宴妆

妆容（女）

- 女士可使用的化妆品：粉底、定妆粉、眉笔、眼影、睫毛膏、腮红、唇膏（无须佩戴口罩的岗位）等。
- 女士妆后应显得干练、精神饱满、充满热情。
- 妆容要完整，且距离一米左右应能够看得清楚。
- 午饭后要及时补妆，确保无脱妆的情况。

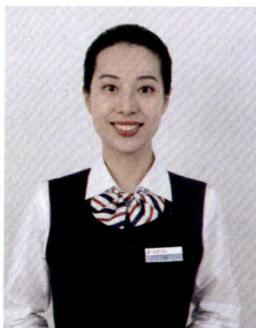

- 眉毛颜色应比发色浅一号，眉形应柔和，眉头和眉尾的位置应合适，遵循"前浅后深，上浅下深"的原则。
- 眉毛应让人感觉温柔、亲和、精致。

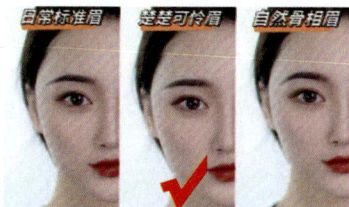

适合的眉形

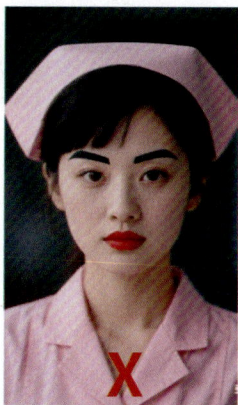

不适合的眉形

妆容（女）

- 眼影配色选择大地色系，应有层层晕染的效果。
- 眼线应使用灰色或黑色，眼线应清晰柔和无晕染。
- 先用眼线笔或眼线膏描画形状再用眼线液定妆。
- 使用黑色或深咖色的睫毛膏或假睫毛，确保无晕染。

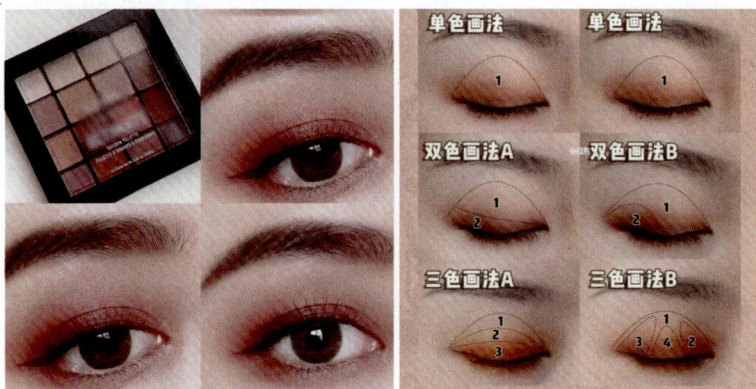

妆容（女）

- 唇膏颜色应选择健康、提亮气色的自然色系。
- 唇妆应使唇形显得饱满。

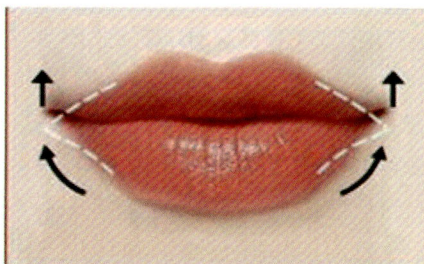

建议唇形

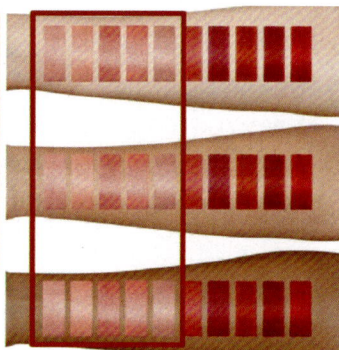

建议使用色号

妆容（女）

不同脸型腮红的画法。

- **圆脸：**可以在眼睛下方三分之二处画一个半圆形，然后用刷子晕染开，注意晕染范围不要太大。
- **菱形脸：**在眼角后将腮红晕开，这样能修饰略微突起的颧骨，缩短眼距，让脸型更加协调。
- **鹅蛋脸：**在眼睛下方的苹果肌处画一个小的椭圆形，然后用刷子晕染开。
- **三角脸：**可以从苹果肌外侧到脸颊苹果肌下方晕染，这样能收窄下颚。
- **方脸：**可以在苹果肌稍微靠外的位置画腮红，这样能修饰脸型。

头面部：佩戴无菌帽

• 按规定佩戴无菌帽，佩戴前适当使用发夹，确保佩戴无菌帽后无外露碎发。佩戴要工整、美观。

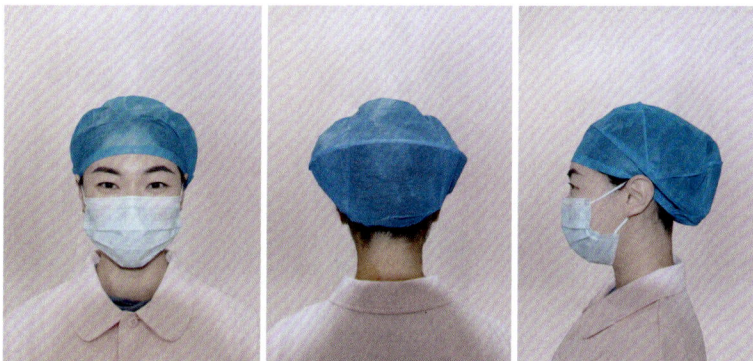

正面　　　　　　　背面　　　　　　　侧面

头面部（男）

- 应每日清洁，保持面部干净整洁，无多余毛发、无可见胡须、无鼻毛和耳毛外露。
- 牙齿应干净整洁，午餐后、喝咖啡与浓茶后应及时漱口，工作时间不吃有异味的食品，餐后应及时检查牙齿，确保无食物残留。
- 面带微笑，眼神专注、积极、友好。

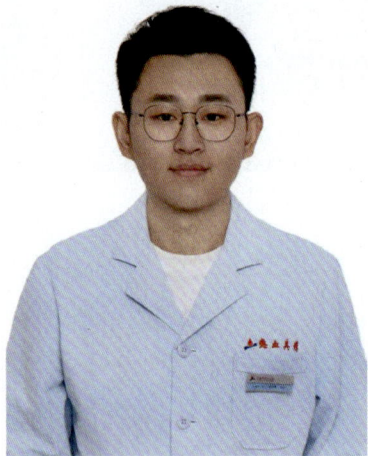

发型（女）

- 定时清洗，保持头发干净清爽，无油腻感和头屑，无干枯分叉、无脱色，适当使用定型产品（无香）。
- 发色不应与原发色相差过大，可选用黑色，接近黑色的深棕、栗色、深酒红色、蓝黑色、栗棕色等颜色。
- 发型应时尚大方，刘海不能遮挡眼睛。长发应盘发，发髻的位置与嘴巴、耳朵在同一延长线上，不能过高或过低。
- 盘发要光洁，无碎发。
- 短发应保持整齐大方，遵循"后不过领、前不覆额、侧不掩耳"的原则。

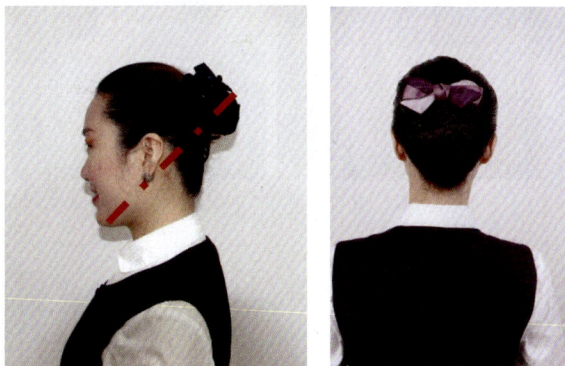

发型（男）

- 定时洗头，保持头发干净，无可见头皮屑、不油腻。
- 及时修剪，遵循"前不覆额、侧不掩耳、后不及领"的原则。
- 应选择经典、大方、庄重的发型，不得有过于时尚和个性的发型。
- 选择与原生发色接近的发色，不得染过于突出的颜色。

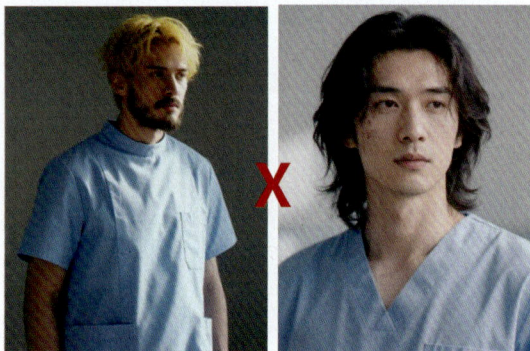

微笑

- 微笑是向对方传达友好的途径，是建立信任关系的第一步。微笑可以激发工作热情，微笑可以消除不安。
- 微笑一定要发自内心，自然的微笑才是最美的笑，自然的微笑让人如沐春风。

操作要求：

✓ 眼神、嘴角保持微笑的状态。

✓ 与他人面对面交流时使用标准微笑（露出七到八颗牙齿）。

✓ 有意训练"真诚的微笑"，养成"微笑习惯"。

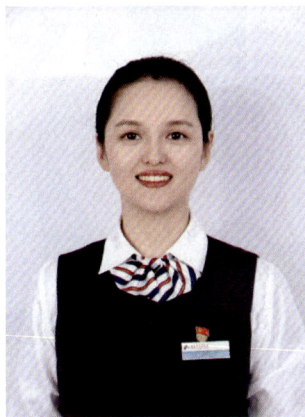

饰品

- 女士可佩戴简约款式的耳钉（白金、珍珠、钻石）和项链。
- 其他饰品选择简约大方的商务款。

手部

- 注意手部的清洁和指甲的美观，女士允许使用无色甲油，指甲长度适中。

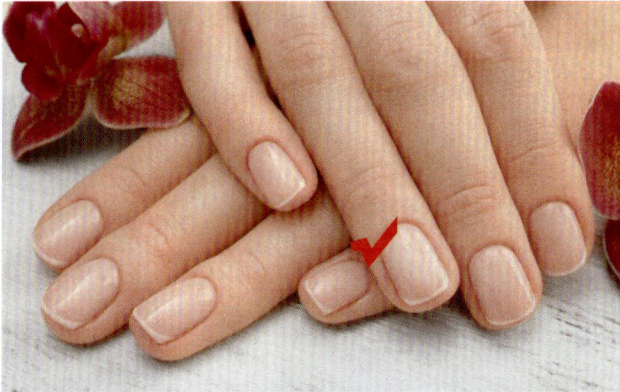

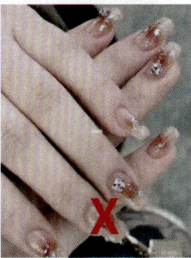

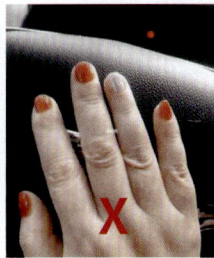

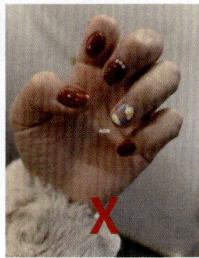

2.行为规范

基础行为
待人接物
肢体语言

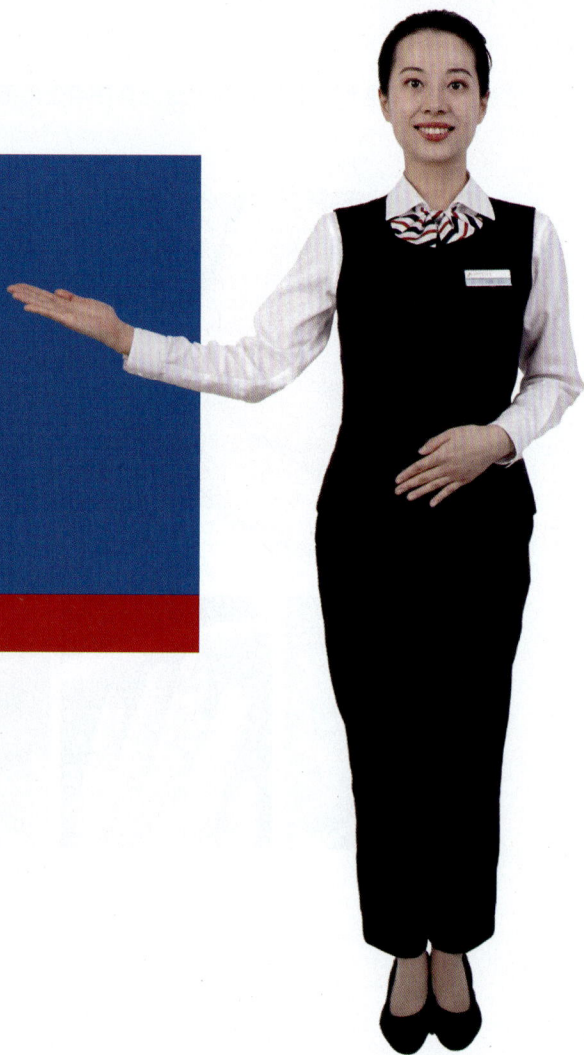

2.行为规范

行为的重要性

- 人类交流的方式很多，**行为**就是一种非常重要的交流方式。
- 在第一印象的影响因素中，行为占38%。
- 行为通常指的是**肢体动作、面部表情、眼神交流**等非语言交流方式，它可以传达出我们内心的情感和态度。
- 在交流中，除了通过语言来表达自己，我们的肢体动作也会传达信息，这些信息在某些情况下甚至比语言更加有说服力。
- 要使用积极的、开放的行为，不要使用消极的、否定的、封闭的行为。

站姿/基础行为

- "站如松":双脚要"生根",站立时不能晃动。
- 标准站姿:抬头挺胸收腹,面带微笑,双目有神。女士双脚并拢,男士可双脚并拢,也可略微分开。
- 服务前应选择一个舒服的位置,交谈和服务过程中不能频繁变换双脚的位置。
- 站立时正对对方,避免侧身与人交谈。
- 服务时上身应微微前倾。
- 礼宾站姿:女士为丁字步、前腹式站姿;男士为双脚并拢、前腹式站姿。

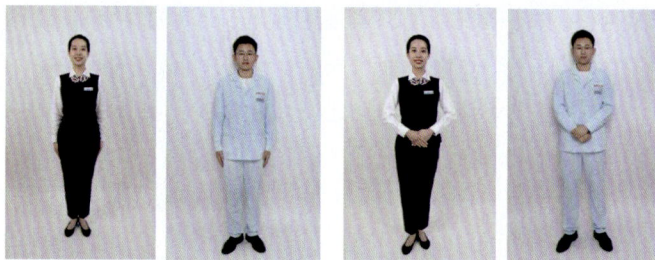

标准站姿　　　　　　　**礼宾站姿**

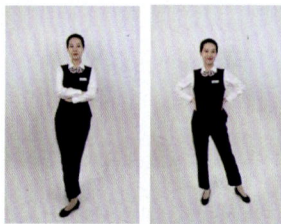

不雅站姿

坐姿/基础行为

- "坐如钟"：坐下前想好位置，坐下后尽快调整至舒适的位置，与客交谈的过程中不要频繁变换动作。
- 坐椅子的三分之一至三分之二，不要全部坐满。
- 保持上身直立，不要倚靠在靠背上。
- 与人沟通时转向对方，保持正面相对，上身略向对方倾斜。
- 双脚放平。
- 有桌子时，双手应放在桌面，保持开放的姿态。

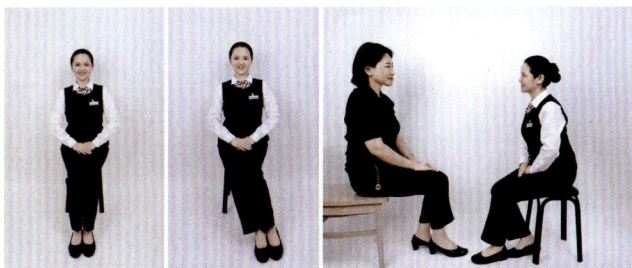

正坐　　　左斜式　　　沟通时的正确坐姿

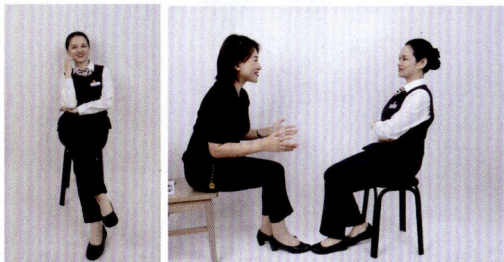

不雅坐姿　　与客沟通时的不雅坐姿

走姿/基础行为

- "行如风"：走路要轻盈，速度适中。
- 路遇客人时要闪让并主动微笑问候"您好"。

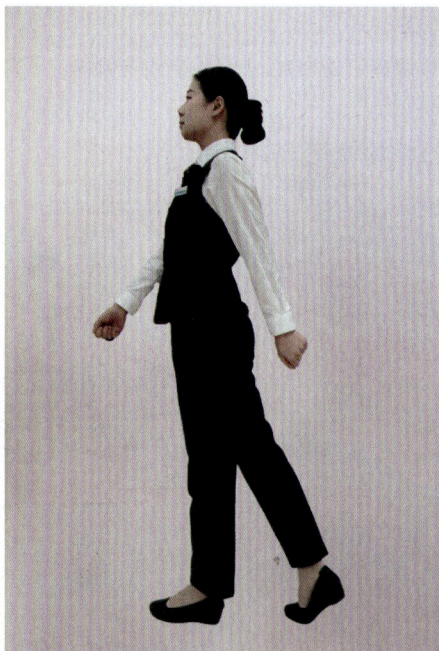

鞠躬/基础行为

- "曲己以尊人":鞠躬时要躬身下去,并停顿一下。
- 在迎宾、送宾和致歉时应使用鞠躬礼。

操作要求:

✓ 双脚并拢,男士双手自然垂放在身体两侧,贴紧裤缝;女士双手交叉放在腰间。

✓ 迎宾时使用15°鞠躬礼,送宾时使用30°鞠躬礼,致歉时使用45°鞠躬礼。

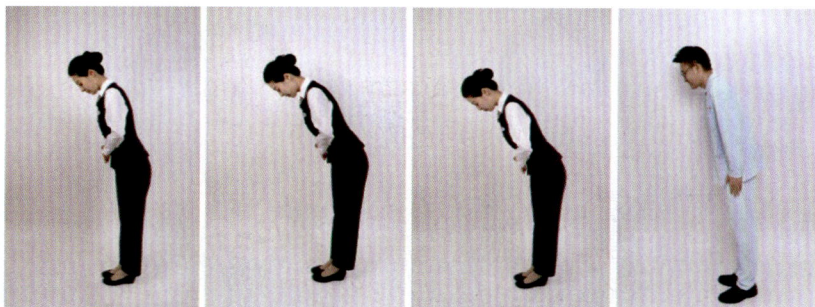

| 15°鞠躬礼 | 30°鞠躬礼 | 45°鞠躬礼 | 男士鞠躬礼 |

眼神/基础行为

- "目从容"：眼神保持积极、友善、关注。
- 交谈时应直视对方，使用眼神鼓励、肯定对方，不要只顾操作而不顾对方的感受。

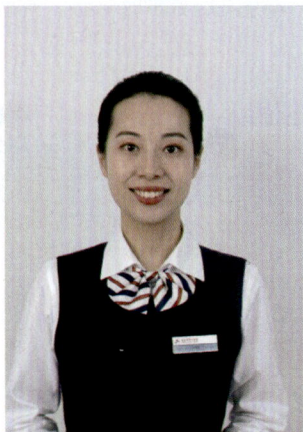
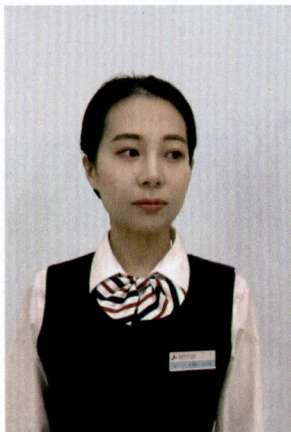

正确眼神　　　　　　　　**错误眼神**

手势/基础行为

- 标准手势为四指、拢拇指略张开，手掌与地面呈45°角，手指尖斜向上，手肘的角度为120°左右。在指引、讲解等场景使用。
- 在指人、指物时，要杜绝用一根手指指着他人的情况。

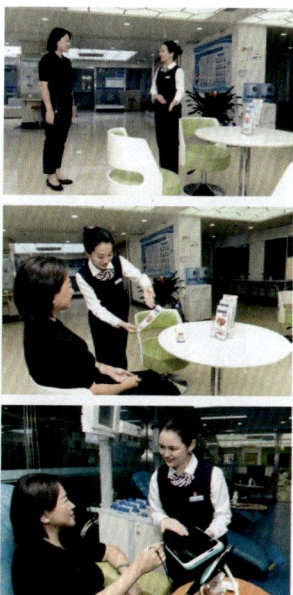

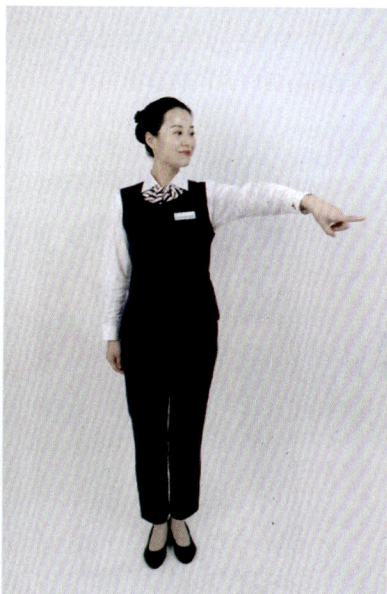

正确手势   错误手势

迎送/待人接物

- 看到献血者到来,应主动迎上前一两步,距离对方较远的时候可以使用挥手礼或点头微笑示意,距离对方2米以内使用15°鞠躬礼,并问候"您好"。
- 看到献血者离开,要主动迎上前,根据实际情况送到楼梯口、电梯口、大门口或车上,对方婉拒时最好坚持再送一程,对方离开时要道别并说"请慢走,再见",配合30°鞠躬礼,然后使用挥手礼送别。送别特殊客人时应一直挥手,直至对方行至看不见时方可转身离开。

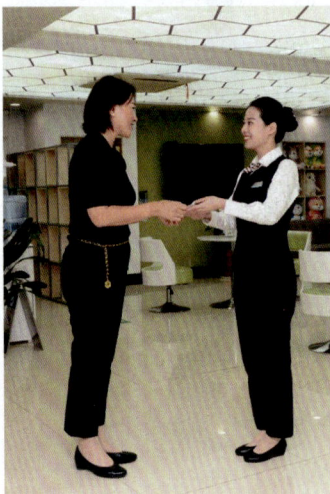

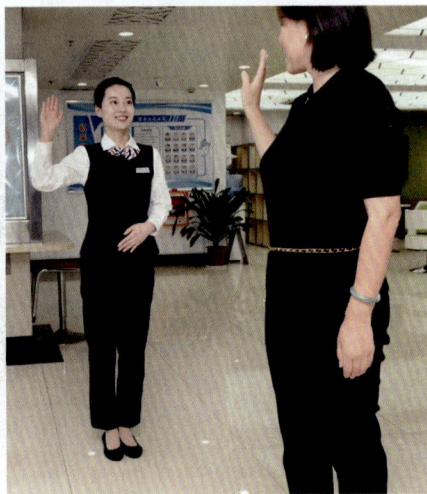

递接/待人接物

- 递接物品的时候应使用双手。
- 递接的高度应在胸口处。
- 递接物品的时候应考虑对方是否拿取方便。
- 递接文字资料的时候应让文字朝向对方。
- 递接有柄水杯的时候应让手柄朝向对方惯用手的位置。
- 递接纸杯的时候应该一只手拖住杯底,把方便拿取的位置让给对方。

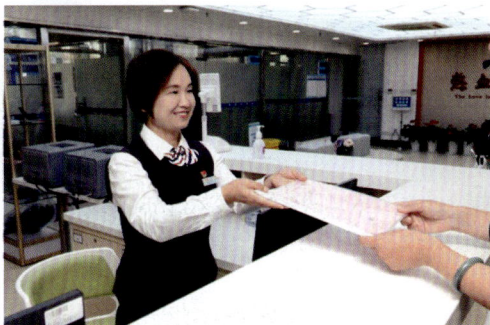

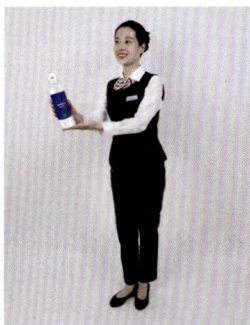

握手/待人接物

- 握手时身体前倾，双方伸出的手应虎口交叉。
- 按照"尊者先伸手"的原则，长者、女性等先伸手后方可伸手。
- 与人见面前应提前保持右手空置，且温暖干燥；握手时要轻轻用力，握手时间不超过3秒。

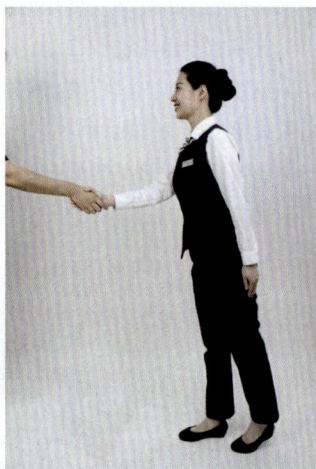

引导/待人接物

- 引导者应该走在前面以引导方向。
- 引导者应该走在被引导者左前方一小步的位置，保持身体半侧，路程中不时抬手提醒被引导者"您这边请""请小心台阶""请注意脚下"。
- 进出空间：对于陌生的来访者，引导者应先进先出；对于熟悉的来访者，引导者应后进后出。
- 上下楼梯：上楼梯时，引导者应走在左侧与被引导者并行，在最后一级台阶处及时走在前面以继续引导；下楼梯时，引导者应在被引导者左前方（下方）。

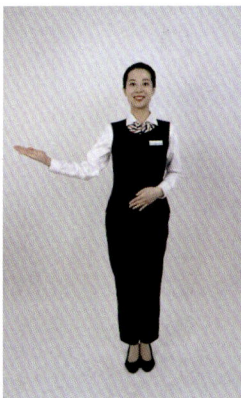 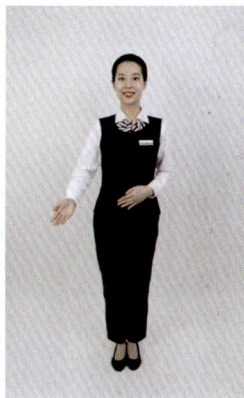 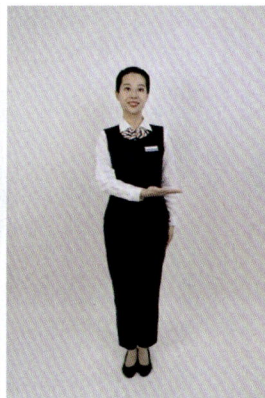

横臂式　　　　　　　斜臂式　　　　　　　曲臂式

肢体语言

- 使用开放的、积极的肢体语言,如保持整个身体正面对方。对方站立时应起立相对,略倾向对方,双手分开、眼神关注。通过点头或回答"嗯、对"回应对方。
- 避免封闭的、消极的肢体语言,如侧身朝向对方。对方站立时不起身面对,交谈的时候不倾向对方而是向后仰躺,双手交叠、双臂交叠,眼睛看向他处,对对方的交谈内容无回应等,都是不合适的。

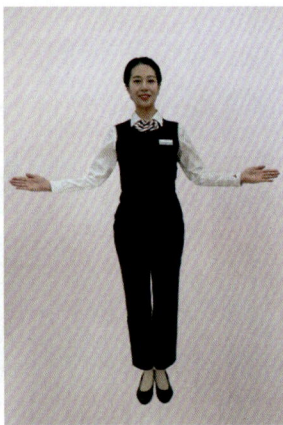 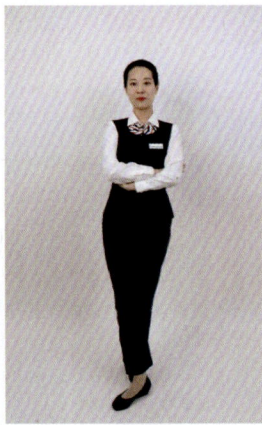

开放式   封闭式

3.语言规范

语调 语速
措辞 音量
非汉语沟通
常用英语

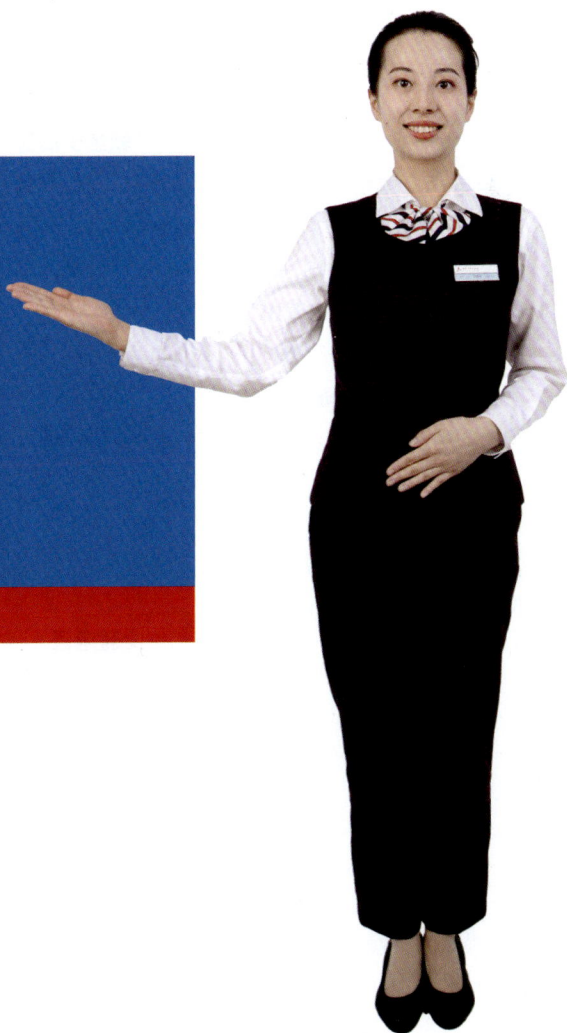

语调 语速

- 要使用让人感觉舒适、温暖的语调,语速要适中,不要太快或太慢。
- 说话时应"**宜吾色、柔吾声**",不笑不说话(特殊场景除外)。
- 学会使用"**软垫子语言**"。
- 习惯使用**礼貌用语**。
- 习惯使用**文雅语言**。
- 有矛盾冲突时先让自己静下来,换位思考,不要带着情绪说话。
- 使用优雅、得体、妥帖的方式称呼对方。

"软垫子语言"
- 对不起,打扰一下。请问 ……
- 请教一下,请问 ……
- 不好意思,这个问题不是我负责,我可以帮您 ……
- 劳驾,我可以过去吗?

礼貌用语
- 请:请您移步。
- 对不起:对不起,您看这个产品是您想要的吗?
- 您好:您好,欢迎光临。
- 谢谢:感谢您的光临,请慢走。

文雅用语
- 贵姓、贵公司、府上、高就、芳龄。
- 您先生、您太太/夫人、您家小朋友。

得体称呼
- 先生、女士、阿姨、叔叔。
- 小朋友、小宝宝。

措辞 音量

措辞:

- 应使用措辞清晰的语言和通俗化的表达方式,并根据对方的情况和沟通环境,选择合适的音量。
- 对方与自己意见不合时,可使用婉转得体的处理方式,避免直接否定对方。
- 如对方提出不合管理标准的要求,应委婉地解释让对方理解并改变想法。
- 如对方提出意见或建议,应首先表示感谢,然后表示会积极行动。"非常感谢您的关注,我们马上处理,谢谢!"

音量:

- 日常沟通以双方能听到的音量为宜。
- 尽量走近对方说话,而不是隔空呼喊。
- 如有人大声喧哗,应走近对方以手势配合礼貌的语言制止:"对不起,请保持安静!"

| 禁止使用的话语 | • 粗俗的话语
• 命令性的话语
• 本地方言 |

非汉语沟通

- 首先应对来访者表示欢迎,然后尽快确认对方身份并使用对方熟悉的语言与之沟通,同时使用该语言版本的表单和界面。
- 如果自己的语言能力有限,应在现场找一位可以协助沟通的人。也可以通过电话或者手机翻译软件与之进行沟通;如果表达有困难,可以尝试使用书写的方式或者绘画的方式。
- 在中国生活的外国人一般都懂得基本的英文,因此我们可以尝试使用英文与之沟通。
- 对于经常来访的外籍人士或不懂汉语的少数民族同胞,应争取从第二次见到对方时,就使用对方能听懂的语言与其打招呼,以增加亲切感。

常用英语

- 问候语：Good Morning/afternoon,sir/madame.Hi,Mr. Li.Good morning.
- 好久不见。I am so glad to see you again. Welcome back.
- 这里是血站。Welcome to our Blood Center.
- 您是来献血吗? Would you like to donate blood?
- 献血分5步，首先需要使用身份证件录入信息，然后进行体检和血液初筛。初筛合格后，您就可以去献血了。献血结束后需要在这里留观15~20分钟，如果一切正常就可以离开了。

  Blood donation is divided into 5 steps. First you need to enter your information with your ID Card. Then have a physical examination and a preliminary blood test. If it is qualified, you can go to donate blood. After the blood donation, you need to stay here for 15~20 minutes to make sure you are safe. If everything is ok, you can leave.
- 请问有什么可以帮您的? Can I help you?
- 请在这里签到。Please check in here.
- 请出示您的证件。May I see your ID, please.
- 您这边请。This way, please.
- 您请坐。Please, have a seat.
- 您请喝水。Here's some water for you.
- 您吃过早餐/午餐了吗? Have you had breakfast/lunch yet?

常用英语

- 要不要再吃点东西？Would you like something to eat?
- 您怎么了？Are you alright?
- 症状是什么时候开始的？When did the symptom begin ?
- 请放松。Please relax.
- 请把外套脱掉，把袖子撸到肘关节以上。Please take off your coat and roll your sleeves up past the elbow.
- 现在我给您做消毒，然后抽样化验，请放松。Alright, let's start by cleaning your arm. Then I'll take a quick blood sample. Just relax.
- 我可以进针了么？May I start the blood draw?
- 请休息十分钟，等待化验结果，这边请。Please take a break for 10 minutes and wait for the test results. This way,please.
- 对不起让您久等了。Sorry for keeping you waiting.
- 恭喜您结果合格，您可以去献血了。Great news! Your results are good.Follow me to donate.
- 请跟我来。This way, please.
- 很抱歉，您的血液不合格，原因是 ……We regret to inform you that your blood does not meet the requirements. The reason is...
- 您这次的献血量是400ml。Your donation today is 400ml.
- 采血过程中有任何不适请您告诉我。If you feel any discomfort, please let me know immediately.

常用英语

- 献血后针眼24小时内不要沾水。Please keep the puncture site dry for 24 hours.
- 绷带20分钟之后摘掉，创可贴晚上睡觉前摘掉即可，如有过敏反应请及时摘掉。Remove the bandage after 20 minutes, and leave the band-aid on until bedtime. If you notice any allergy, please take it off right away.
- 今晚不要饮酒，请早点休息。Avoid alcohol for the rest of the day and try to go to bed early.
- 24小时内不要做剧烈运动。Avoid strenuous exercise within 24 hours.
- 多喝水。Stay hydrated by drinking plenty of water.
- 这是您的献血证。Here is your blood donation certificate.
- 您可以选一个献血纪念品。You may choose a blood donation souvenir from our display.
- 如果现在没有不适就可以离开了。If everything feels okay, you're welcome to head out now.
- 感谢您献血。Thank you for donating blood.
- 您可以在6个月后再次捐献。You can donate blood again after 6 months.
- 您可以在14日后再次捐献血小板。You can donate blood platelet again after 14 days.

4.场景规范

接受咨询 指引
餐饮服务

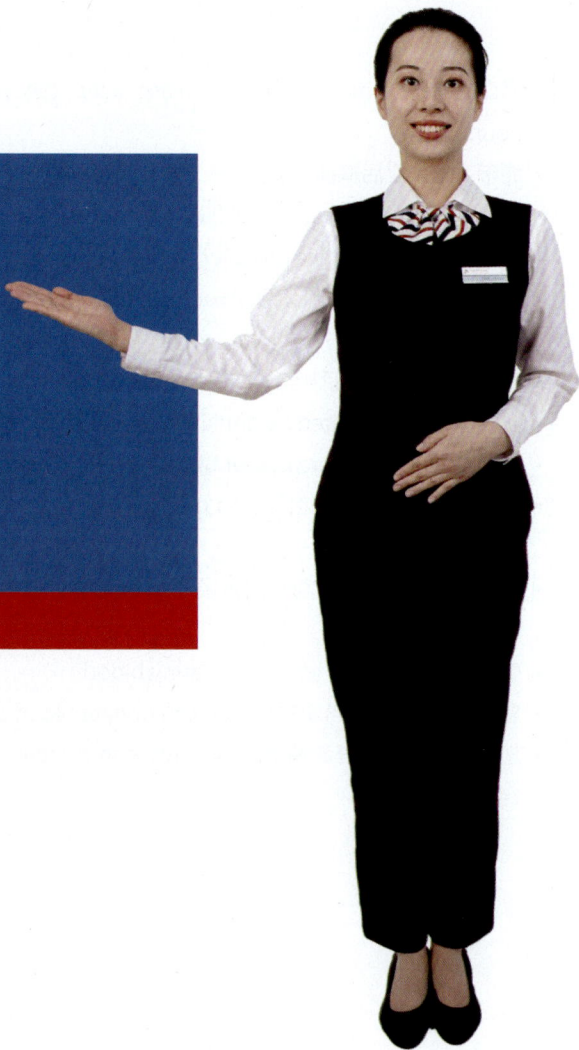

接受咨询

- 应主动观察周围是否有用户需要帮助,并主动示意和问询:"这位先生/女士,您好。请问有什么可以帮您?"
- 如果对方前来咨询,要主动起立,先问候再提供帮助:"先生/女士您好,有什么可以帮您?"
- 对对方咨询的事情应该使用对方听得懂的语言讲解清楚,必要的时候使用纸笔帮助讲解。
- 要争取第一时间使用对方的姓进行称呼:"请问您贵姓?""张先生您好,是这样的……"
- 如果自己不能解决问题,要先致歉,并主动帮助对方来解决:"不好意思,您说的这个问题我不清楚,请您稍等,我马上找同事来处理。"
- 要有耐心,如果沟通不畅,可以请对方先坐下来,然后找同事帮忙。

指引

- 主动先于对方提出指引。
- 指引时，语言叙述要明确，如要说明白"女卫生间在这个走廊的尽头，尽头的那个房间就是，您看到了吗?"
- 如果指引不明，可以带领对方前往。请对方走在右侧或安全的一侧，自己走在对方左前方一小步的距离，以确保可以把控前进的方向。
- 遇到路口、转弯处、台阶等，应用手示意方向并加以提示:"您这边请""请小心台阶"。

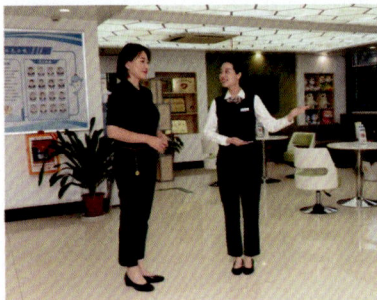

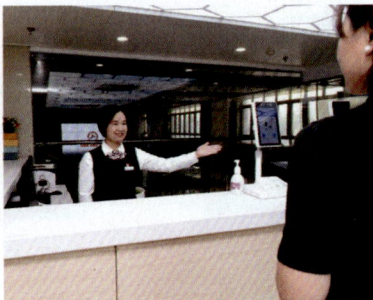

餐饮服务

- 客户就座后应及时征询对方要求，给对方提供餐饮服务。
- 水温要合适（70℃左右），不能倒太满，沏入茶杯七分满为宜。
- 服务要小心，不要将器具放在文件等重要的物品上。
- 将水端给客户时，手尽量远离杯口，以手示意"请用茶""您的水请慢用"。
- 应从重要的或年龄最长的客人开始服务；在未给客户提供服务之前，不能给同事或自己服务。

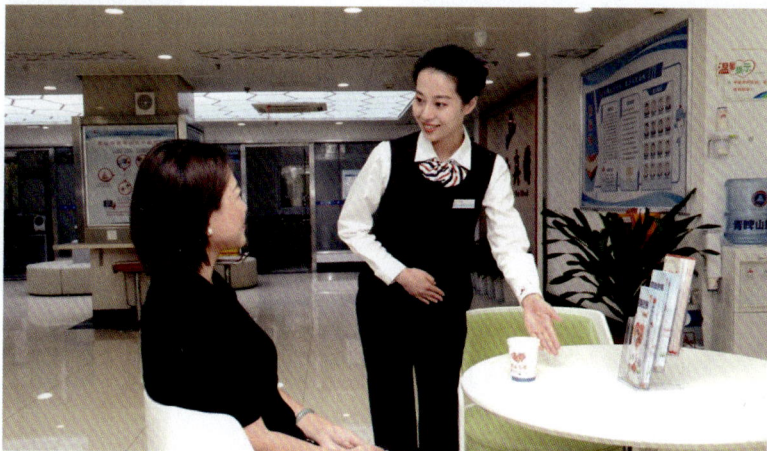

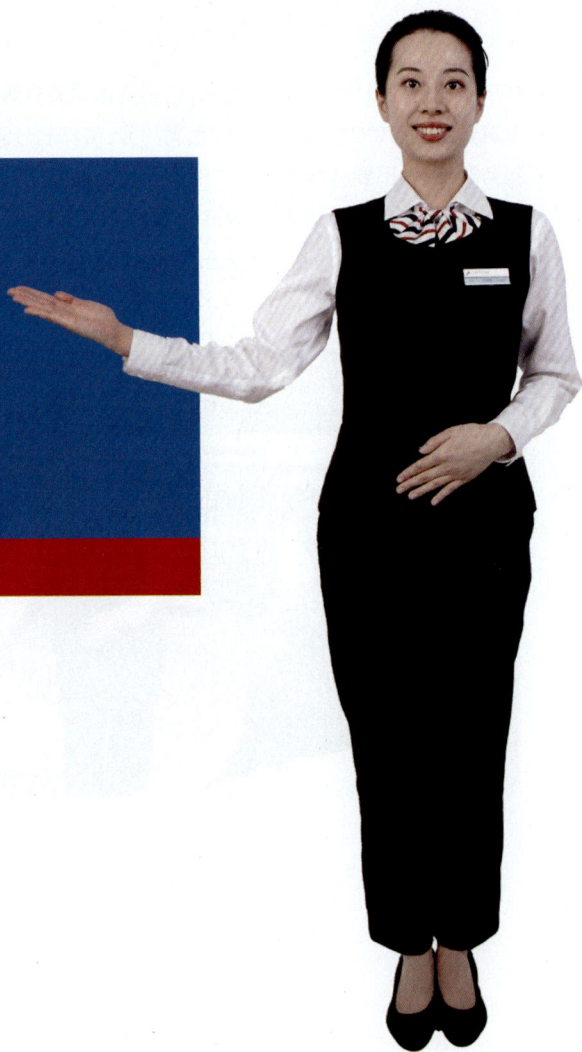

5.注意事项

注意事项

来访者的素养与知识水平参差不齐,我们应做到以下几点:

- 适当地根据对方的语言习惯、行为习惯等调整操作,最终目的是为了让对方感觉舒适、信任和被款待。
- 如果对方态度不佳,有任何非理性行为,可以请他到休息区喝杯水,引导其恢复平静后再行沟通。
- 如果对方素养较差,要用一颗包容的心,去包容和影响他。
- 遇到对方提意见时,应首先表示感谢,然后积极地处理,如"感谢您帮我们着想,我们马上安排。"

标准二

献血服务可视化操作标准（单采血小板）

献血服务可视化操作标准（单采血小板）

目录

I.手册概述

II.十步服务流程

手册概述

手册目标

以"温暖+精致"打造"热血真情"的服务体验!

- 通过本手册的使用实现各方共赢:**献血者充分感受到血站的温暖和关爱,工作人员更高效且心情更愉悦,管理者更高效且游刃有余。**
- 汲取相关经验为血站的机采服务团队(含志愿者)提供全面的工作流程及标准指导,使团队在开展业务时能为用户创造更高的满意度。
- **温暖**:以献血者的需求为中心,兼顾员工和志愿者的需求,在每个环节都能让利益相关群体(献血者、员工、志愿者)感受到人性的关怀,让献血活动变得"便捷、容易、顺畅、愉悦",让血站成为他们的"加油站",从而实现"**让更多人次愿意参与献血,让更多人愿意持续献血,让更多人愿意感召他人献血**"的目标。
- **精致**:从利益相关群体的"痛点、痒点"出发设计各环节的触点体验,关注细节、强化标准,优化流程、明确分工。人际触点方面优化形象、行为和沟通表达;物理触点方面,在"8S"精益管理的基础上兼顾美学和效率,使用智能化手段让服务变得更高效和便捷。
- 凸显血站"**热血真情**"的服务品牌。

手册概述

手册执行意义

实施标准的流程,超越用户的期待。

- 随着中国消费者健康管理理念的成熟,"体验的满意度"日益成为大家关注的焦点。
- 良好的体验能提升用户对血站的满意度和忠诚度。
- 本手册以用户需求为中心,让工作人员更好地立足献血者需求思考服务操作,为管理层和员工提供统一的行动指南和标准。
- 本手册提供了一系列方法、经验和技巧,帮助工作人员提高把握用户"痛点、痒点"的能力,让优质服务变得更轻松和顺利。
- 与用户的每次接触都是创造用户满意的机会,这是因为我们的工作方式超出了他们的期望,尤其是在细节上更能体现青岛市中心血站力求打造中国血站服务标杆的决心。

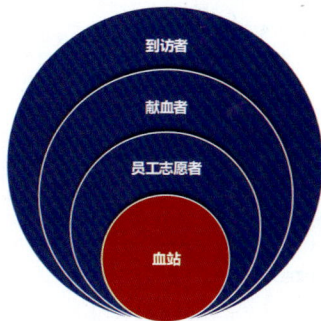

机采大厅的利益相关者(用户)

手册概述

服务体验流程指导原则

本手册的核心操作流程基于**NBS（需求导向营销体系）**和**CBI（服务设计模型）**，借助其他行业的经验总结，展现一线员工和管理层在服务体验的每个阶段中需要进行的多种专业活动。

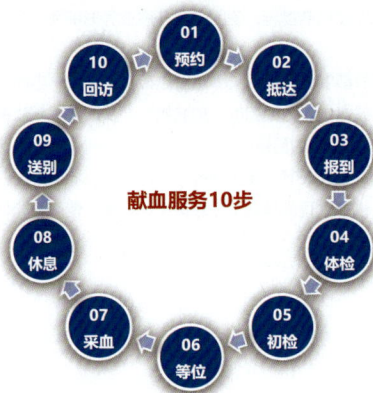

献血服务10步

01 预约
02 抵达
03 报到
04 体检
05 初检
06 等位
07 采血
08 休息
09 送别
10 回访

整体设计思路：
✓ 用户期望是什么？
✓ 我们为什么要这样做？
✓ 我们该怎样做？

指导思想：
✓ 以满足用户需求为基础，以超越用户需求为目标，致力于让客户感觉舒适和惊喜。
✓ 任何操作都先征求对方的同意。
✓ 主动告知我们的操作而不是等对方问询。
✓ 永远不直接拒绝。
✓ 采血前（初检）和采血后（休息、送别和回访）的服务尤为重要。

手册概述

服务体验流程总览
通过概览服务体验主要标准流程和步骤，各相关部门可以通览各环节的配合与操作。

责任岗 ▶ 流程	01 预约	02 抵达	03 报到	04 体检	05 初检	06 等位	07 采血	08 休息	09 送别	10 回访
一线员工	· 服务中心接受电话咨询	· 服务中心指导录入信息 · 服务中心接受咨询和未预约操作	· 体检岗进行征询和基本体格检查	· 初检采血进行献血前血液检测	· 初检岗通知献血者检测是否合格		· 采血岗问候，过程中提供拍照、毛毯等服务		· 服务中心根据献血方式给予交通费、礼品或积分等奖励，致谢和送别	· 服务中心回访
外围主班			· 协助疏导和处理突发事件						· 主动致谢和送别	
采血室主班							· 协助疏导和处理突发事件			
其他人员*	· 信息技术部支持信息系统正常预约 · 96606热线电话按标准操作	· 物业保安配合提供优质服务	· 志愿者协助不会操作的献血者录入信息 · 服务岗协助疏导多人	· 志愿者/服务岗协助疏导	· 志愿者/服务岗协助疏导多人	· 服务岗/志愿者协助服务，提醒献血者检测是否合格 · 服务岗引导检测合格者进入献血室等候采血	· 服务岗引导落座 · 服务岗/志愿者协助服务		· 服务岗/志愿者主动热情致谢和送别	· 96606回访 · 信息技术部短信回访

*其他人员指参与本项服务的辅助人员，包括志愿者、服务岗、信息技术部、社会服务部等。

手册概述

手册使用指南

本手册为服务体验流程的各环节提供了相应的规范和要求，其中核心内容包括：

- 说明执行该流程的意义、目的和客户期望。
- 说明关键动作、规范标准、责任岗位、参考话术等。
- 以真人分场景、分步骤示范重要操作标准。
- 提供可借鉴的实践经验和特殊情况应对以供参考。

流程目标及客户期望——详细解读本环节用户（献血者为主）的期待和为什么该环节对操作者和献血者都很重要，让操作者知道操作的出发点

流程概览——通过流程图通览各流程节点和关键操作

工作内容与操作标准——展现流程中各岗位人员的行动要点、操作标准及所使用的相关工具

特殊情况处理——常见特殊情况的应对操作与示范话术

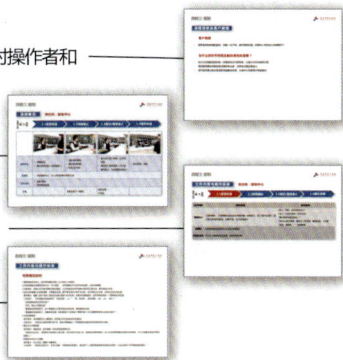

流程一

▶ 预约

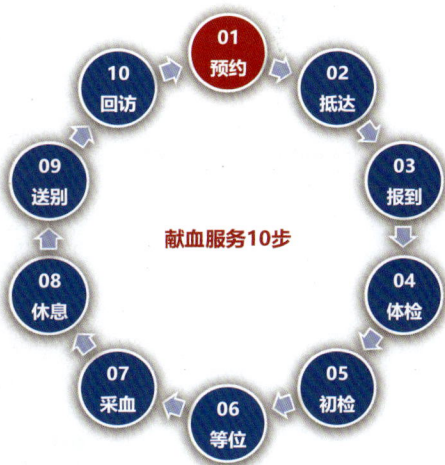

献血服务10步

01 预约
02 抵达
03 报到
04 体检
05 初检
06 等位
07 采血
08 休息
09 送别
10 回访

流程一 预约

流程目标及客户期望　　责任岗：96606客服、机采服务中心

客户期望

- 热情的接待及便捷、快速、专业的预约服务。

为什么该环节对我及献血者如此重要？

- 我知道我的预约服务应该高效且温暖。
- 我有责任保护献血者的热情。
- 我能体现我的专业水准。
- 我知道这一环节的服务将影响献血者的献血行动。

流程一 预约（电话）

流程概览　　责任岗：96606客服、机采服务中心

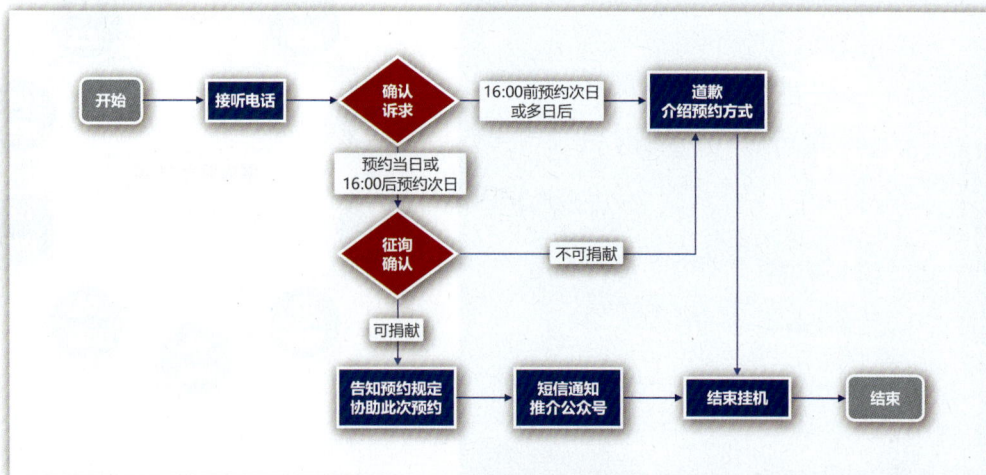

流程一 预约（电话）

工作内容与操作标准　　**责任岗：96606客服、机采服务中心**

序号	工作流程	操作标准	参考话术
1	接听预约电话	• 铃响三声内接起 • 确认对方怎么称呼，尽快使用姓氏称呼对方	"您好，青岛市中心血站，请问有什么可以帮您？" "请问您怎么称呼？"
2	倾听和确认诉求	**16:00前预约次日或多日后献血：** • 道歉 • 告知对方16:00在公众号处理，同时告知预约方式 **16:00后预约次日、预约当日献血：** • 确认献血诉求 • 进行相关征询，初步判断是否可献血 • 确认血型等信息，以方便确认是否可以预约	"X先生/女士您好，很抱歉。因为血小板的有效期只有5天，所以我们是根据临床用血需求安排血小板采集，而临床用血需求得提前一天16:00才能公布。" "您可以在前一天16:00后直接在公众号操作预约。" "X先生/女士您好，您是希望……是吗？" "好的，我需要跟您确认两方面信息才能帮您落实是否能献血。" "我需要先跟您确认一些信息以确认是否可以献血？" "请问……" "请问您是什么血型？" "请稍等，我帮您确认一下。"
3	确认是否可预约	**可预约：** • 告知，协助对方进行下一步 **不可预约：** • 道歉并说明原因，协助其进行其他日期的预约或告知公众号预约方式	"感谢您的等待，可以预约，我马上帮您处理……" "很抱歉，我帮您确认了一下，目前医院暂时没有需求，所以现在预约不了。您看您什么时候有时间，可以再联系我们或者提前一天于16:00通过微信公众号预约。"
4	确认用户信息	**新用户*** • 根据工作要求录入个人信息	"请稍等，我需要先帮您录入信息。" "请问您的姓名是？您的身份证号码是？手机号码是？"
5	协助完成预约	• 根据工作要求和献血者期望完成指定时间和地点的预约 • 与献血者确认 • 提醒献血前准备事项	"刘先生/女士您好，您的预约已完成。" "我跟您确认一下，您预约的是X月X日X点在XX献血……" "为了献血顺利，我需要跟您讲解一些提醒事项。"
6	提醒查收短信	• 提醒献血者查收短信	"刘先生/女士您好，预约已经完成，我稍后会给您发一条短信，您挂机后可以查收一下。"
7	邀请关注微信公众号	• 建议献血者关注微信公众号，以便查看预约信息和献血前的准备事项	"请问您关注我们的公众号了吗？在公众号可以查看相关信息，很方便。" "公众号名称：青岛市中心血站，在微信搜索栏直接搜索就可以。"
8	结束挂机		"您看还有什么需要我帮忙的吗？" "感谢您的来电，再次感谢您对青岛市无偿献血的支持，再见！"

卓越献血服务设计与实践

流程二

▶ 抵达

献血服务10步

01 预约 / 02 抵达 / 03 报到 / 04 体检 / 05 初检 / 06 等位 / 07 采血 / 08 休息 / 09 送别 / 10 回访

流程二 抵达

流程目标及客户期望　　责任岗：物业保安

客户期望

- 我希望得到热情专业的接待，如果有人协助我安抚同行人或进行指引就更好了。

流程目标

- 这是献血者开始献血行为的第一步，我的服务是推动他继续的动力。
- 如果我的服务不够好，献血者可能会告知更多人。
- 如果我的服务够好，献血者会更安心，甚至会感召同行者参与献血。

148

流程二 抵达

工作内容与操作标准　　**责任岗：物业保安**

序号	工作流程	操作标准	参考话术
1	门口迎宾	• 标准站姿 • 见到来访者或车辆应主动上前问好 • 点头礼热情问候 • 帮助来访者打开大门 • 指引泊车	"您好，青岛市中心血站。"
2	确认目的	• 语言要热情、简练 • 用手势为来访者指示方向	"请问您是来献血的吗？" "献血这边请。" "献血请到二楼献血大厅。" "办公楼请往里面走，XX科室在X楼。"
3	引导泊车	• 引导并指导泊车 • 提醒献血者预留联系方式以便挪车时联系 • 如果无停车号码牌，提供空白号码牌和笔并协助登记 • 遇特殊群体（如行动不便、携带重物、带婴儿者）应协助下车，并送到目的地	"您请这边停车。" "我来帮您。"
4	一楼迎宾	• 主动起立 • 点头热情问候 • 以手势指引上楼	"您好，献血请上二楼。"

注：每日现场督导应现场协助指导和处理特殊情况，所有资源应首先保证献血者使用。

流程二 抵达

工作内容与操作标准　　**责任岗：物业保安**

物理触点标准参考（示范）

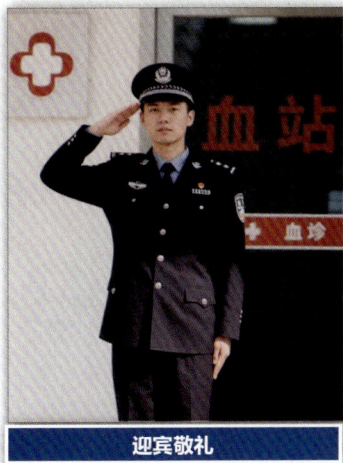
迎宾敬礼

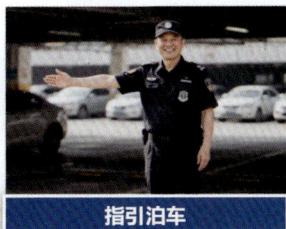
指引泊车

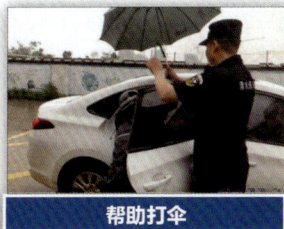
帮助打伞

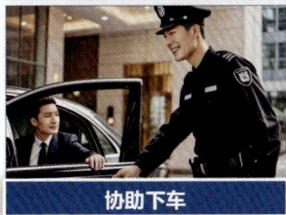
协助下车

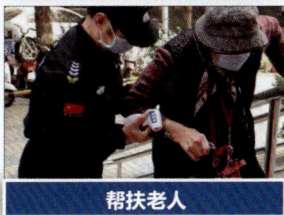
帮扶老人

特殊情况处理　　　**责任岗：物业保安**

雨雪天气处置

- 当天主班：应密切关注天气变化，指导和监督现场服务。
- 清洁岗：雨雪天气应在门口不妨碍通行的位置放置伞套机，门口至楼梯处应铺设专用防滑地垫；摆放"小心地滑，请慢行"警示牌，其他工作人员也要及时进行语言提醒。
- 迎宾岗/清洁岗：应礼貌建议进门者使用伞套机，不要将湿雨伞带入大厅，如"您好，先生/女士，雨伞可以使用伞套机套好，以免弄湿您的衣服"。如有坚持不用者可以提供方便袋。
- 清洁岗：时刻关注地面情况及伞套机使用情况，确保地面干爽、无积水，确保伞套机好用。

流程三

▶ 报到

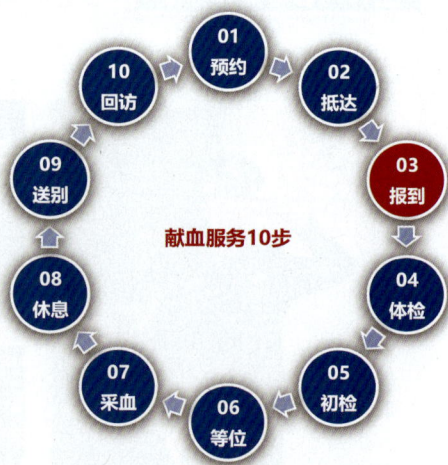

献血服务10步

01 预约
02 抵达
03 报到
04 体检
05 初检
06 等位
07 采血
08 休息
09 送别
10 回访

流程三 报到

流程目标及客户期望　　**责任岗：服务中心**

客户期望

- 我希望得到热情的接待，流程一目了然、操作简单快捷，如果有人帮助和引导就更好了。

为什么该环节对我及献血者如此重要？

- 正式献血前的每一步都应该尽可能简短，以降低对方动摇的可能性。
- 我的服务要让献血者感受到专业，这样他才足够放心。
- 我的服务要让献血者感受到温暖和热情，让他的内心充满安全感。

流程三 报到

流程概览　　**责任岗：服务中心**

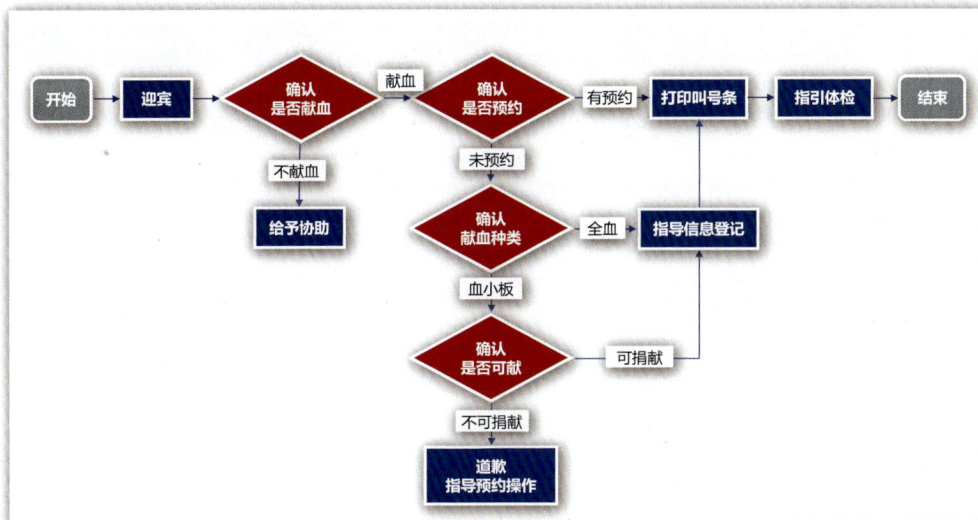

流程三 报到

流程概览　　责任岗：服务中心

责任岗 流程	1.1迎宾欢迎	1.2问询及信息登记	1.3打印叫号条	1.4指引体检

服务中心	• 热情欢迎 • 确认来访目的（是否献血）	• 确认是否预约 • 确认献血种类、是否可以捐献 • 指导未预约献血者进行信息登记 • 解答问询	• 指引打印叫号条 • 指导打印叫号条（针对不会操作的人或无志愿者协助时）	• 指引体检、送别
志愿者/服务岗	• 协助服务中心，在人多的时候引导和分流			
当日主班	• 巡视指导 • 特殊情况处理			
工具		• 献血指引一览表	• 报到设备 • 打印机	

流程三 报到

工作内容与操作标准　　责任岗：服务中心

责任岗 流程	1.1迎宾欢迎	1.2问询及信息登记	1.3打印叫号条	1.4指引体检

	操作标准	**话术参考**
服务中心	• 面带微笑，以15°鞠躬礼或点头礼热情问候；如有多人，按"接一迎二顾三"法接待 • 确认是否来献血，如果不是，可以协助指引	（新）"这位先生/女士，您好，。" （老）"刘先生您好，好久不见。" "请问您是来献血的吗？" "XX办公室在前楼，请您出门后右转、绕到院里，上5楼。" "您好，请稍等。" "您请稍等。"
志愿者	• 人多的时候及时疏导入口，以免引起拥堵	
采血室主班	• 早上人少的时候走动巡视，协助处理现场事件	

流程三 报到

工作内容与操作标准　　**责任岗：服务中心**

责任岗 👤 ▶ 流程　| 1.1迎宾欢迎 | **1.2问询及信息登记** | 1.3打印叫号条 | 1.4指引体检 |

操作标准	话术参考
服务中心 • 确认预约情况、献血种类及是否符合献血要求 　有预约，指导打印叫号条 　未预约，确认献血种类： 　✓如果是献全血，指导扫码登记信息，打印叫号条 　✓如果是献血小板，确认当日是否可捐献 　-如果可捐献，指导扫码登记信息，打印叫号条 　-如果不可捐献，道歉、指导预约操作 • 解答咨询需求 　使用《献血一览表》讲解献全血和献血小板的相关事项	"请问您预约了吗？" "请您移步使用身份证打印叫号条，这边请。" "请问您是献全血还是血小板？" （全血）"请您打开微信，扫码填写信息，然后打印叫号条，这边请。" （血小板）"很抱歉，因为血小板的有效期只有5天，所以需要提前预约才能捐献。" "这样我给您确认一下看看是否可以捐献，请问您是什么血型？请稍等。" "感谢您的等待，给您确认一下今天可以捐献。" "很抱歉，我帮您确认了一下，目前医院暂没有需求，因此现在捐献不了。 您可以每天16：00预约次日捐献。" "预约方式很简单，在公众号预约就可以。" "请用微信扫码，按要求填写信息。" "献血一共需要5步（解读），需要一个多小时，具体时间根据每个人的情况略有差异，您的时间方便吗？" "下面是献血注意事项，您等候的时候仔细看。" "献血过程中您也可以通过电子屏查看献血进程。"

流程三 报到

工作内容与操作标准　　**责任岗：服务中心**

责任岗 👤 ▶ 流程　| 1.1迎宾欢迎 | 1.2问询及信息登记 | **1.3打印叫号条** | 1.4指引体检 |

操作标准	话术参考
服务中心 方式一：身份证 指导献血者使用身份证进行身份验证 方式二："爱山东" App（适合有山东社保的献血者） 打开"爱山东" App，打开电子身份证协助身份识别 方式三：预约二维码 打开"青岛市中心血站"公众号 — "我的中心" — "个人中心" — "预约记录" 方式四：手动输入 指导献血者使用设备手动输入身份证号和姓名进行身份识别 方式五：人工核查 未带身份证和手机，但是之前在青岛献过血的献血者，可查询后直接打印叫号条	"请问，您带身份证了吗？请您把身份证放在证件识别区，根据提示进行人脸比对，比对成功后点击确认无误键，然后取走叫号条。" "请问您有'爱山东' App吗？请出示居民身份证电子信息中的证件的二维码，在签到机右侧扫码区扫描该二维码，通过人脸比对后，取走叫号条。" "您也可以使用预约二维码登入。" "没关系，您也可以手动录入。" "没关系，刘先生，请您提供一下身份证号，我帮您查询打印。" "您的叫号条，请拿好。"

流程三 报到

工作内容与操作标准　　责任岗：服务中心

| 责任岗 👤 ▶ 流程 | 1.1迎宾欢迎 | 1.2问询及信息登记 | 1.3打印叫号条 | 1.4指引体检 |

	操作标准	话术参考
服务中心	· 标准手势，指引献血者到体检室门口等候体检	"请携带叫号条到体检室门口等候体检。" "您这边请。"

流程三 报到

工作内容与操作标准　　责任岗：服务中心

物理触点标准参考

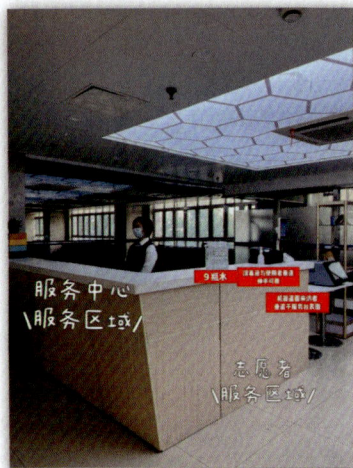

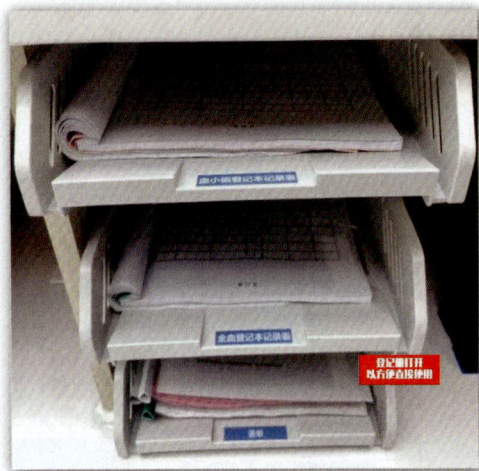

工作内容与操作标准　　**责任岗：服务中心**

特殊情况应对

- 要兼顾现场所有人，减少等待感和空场（无人关注）的感觉。
- 对献血者提出的需求应表示出"尽力协助"，如不能满足可以给予其他选择，以缓解其情绪。
- 注意倾听，先确认对方需求再给出解决建议，让对方做决定而不是我们推动对方做决定，更不是主导对方。
- 如来访者情绪不佳或有误解，不得擅自处理，更不要在现场与其产生冲突，应引导给当日主班，后续由主班全权处理。

　-操作要点：道歉+回声+聆听+推动对方确认需求+进行处理，如果对方情绪激动，应先将其带离现场，到一个隔离的封闭区域。

　-参考话术："非常抱歉给您添麻烦了，您说的是……吗？" "哦，是这样……真是抱歉。"

　"那您希望我们怎样处理？"

　"好的，我马上帮您处理。"

　"真抱歉给您添麻烦了，这个事情由主管亲自给您处理，请您跟我到这边来。"

　"真抱歉给您添麻烦了。您看您也是为了处理这件事情对吗？所以您希望怎么处理比较好？"

- 未预约的捐献者。

　-操作要点：首先解释为什么要预约，然后表示尽力协助安排当日献血。

　-参考话术："单采血小板保存期只有5天，按规定需根据前一天医院提供的临床患者的需求进行采集。"

- 确认当日不能捐献时。

　操作要点：委婉拒绝，表示感谢；协助改期或改献全血。

　参考话术："XX先生/女士，很抱歉今天的预约人数已满，刚刚我在系统中查询，这个血型没有新增临床需求，您看改天可以吗？"

- 未预约但当日可以捐献时。

　操作要点：礼貌告知；提醒下次要预约。

　参考话术："XX先生/女士，您可以捐献，非常感谢您的爱心。希望您下一次能提前通过微信或者电话预约，以免出现来了却不能捐献的情况。"

流程四

▶ 体检

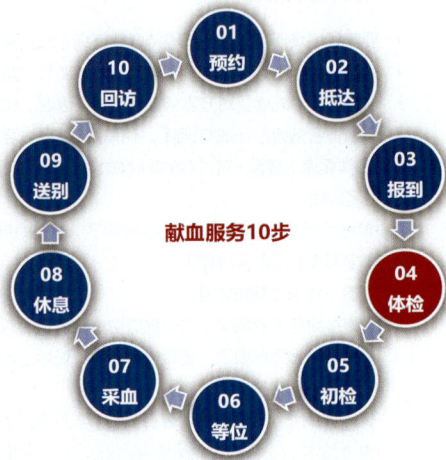

献血服务10步

01 预约
02 抵达
03 报到
04 体检
05 初检
06 等位
07 采血
08 休息
09 送别
10 回访

流程四 体检

流程目标及客户期望　　责任岗：体检

客户期望

- 我希望得到专业的检查。
- 医生能本着为我和为用血者负责的态度给出建议，与我沟通时应该体现尊重和温暖，委婉说明情况，不要过于直接。

为什么该环节对我及献血者如此重要？

- 我知道我的专业操作可以给献血者以信心和安心。
- 如果对方不符合条件，我应该客观地提出建议，沟通时应该委婉。
- 我是一名专业的医务工作者，对献血者的信息应该保持客观的态度，不主动大声说出体检情况，采用以两人能听到的音量为宜。

流程四 体检

流程概览　　**责任岗：体检**

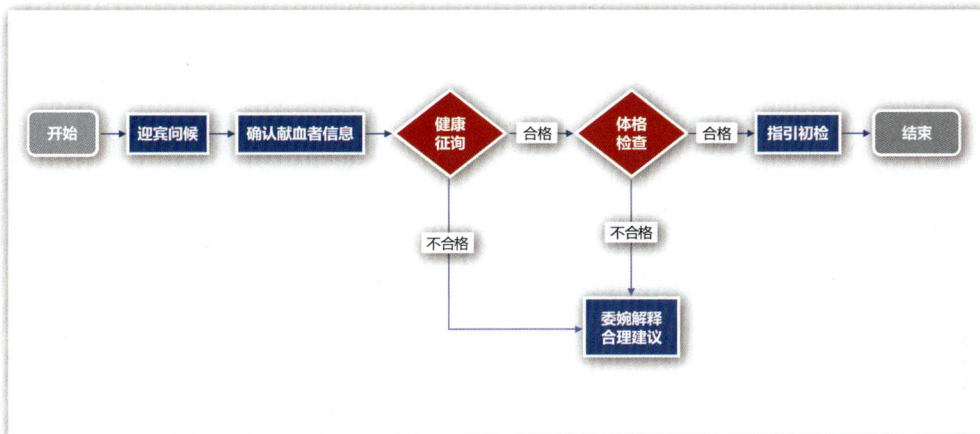

流程四 体检

流程概览　　**责任岗：体检**

责任岗 👤▶ 流程	1.1迎宾落座	1.2确认与征询	1.3基础检查	1.4签名送别
体检	• 热情迎宾 • 请献血者入座	• 确认献血者信息 • 进行健康征询	• 测量血压、体重等指标 • 检测手臂皮肤状况	• 签名确认 • 送别指引
志愿者	• 在人多的时候协助引导和分流			
外围主班	• 巡视指导 • 特殊情况处理			
工具			• 血压计、身高体重计、平板电脑	

流程四 体检

工作内容与操作标准　　责任岗：体检

责任岗 ▸ 流程	**1.1迎宾落座**	1.2确认与征询	1.3基础检查	1.4签名送别

	操作标准	话术参考
体检	• 主动微笑并起立，以点头礼问好，引导献血者落座 • 待献血者落座后自己落座 • 索取叫号条，双手递接 • 交流音量以双方都能听到为宜	（新）"您好，请坐。" （老）"刘先生您好！时间过得真快，又见面了。" "麻烦您将叫号条给我""谢谢。"
志愿者	• 协助分流较多人群或拥挤在门口的献血者	
外围主班	• 走动式服务，指导和协助处理现场事务	

流程四 体检

工作内容与操作标准　　责任岗：体检

责任岗 ▸ 流程	1.1迎宾落座	**1.2确认与征询**	1.3基础检查	1.4签名送别

	操作标准	话术参考
体检	• 扫码查看献血者的系统信息	"请问您是XX先生/女士吗?" "您这次是捐献血小板/全血，对吗?" （新）"您在青岛是初次献血小板/全血，请问在其他城市捐献过吗?" "给您贴个标识，这样其他工作人员就会在第一时间了解到您是第一次捐献血小板/全血，有任何问题也请您咨询我们。" （老）"您在青岛已经献了X次血了，谢谢您的爱心。"
	• 进行健康征询	"有一些健康相关的问题要对您进行征询，需要您配合一下。"

流程四 体检

工作内容与操作标准　　**责任岗：体检**

责任岗 ▶ 流程	1.1迎宾落座	1.2确认与征询	**1.3基础检查**	1.4签名送别

	操作标准	话术参考
体检	• 为献血者测量血压：每一步操作都应征求对方同意，并告知对方可能出现的感受、时长、需要的配合，必要时给予对方鼓励和肯定，语气亲切柔和 • 告知体检结果：如体检合格，请告知对方；如不合格，可以帮助其再次检测	"现在我们来测量血压（如有厚外套提醒脱下），请把上臂放入血压计内，测量时请保持安静、平稳呼吸。" "手臂可能会被袖带勒得有点麻，请不用紧张，放松即可。" "您的血压符合献血要求。" "您可能刚到，血压或心率暂时不符合献血要求，请您到休息区喝点水休息一下，10分钟以后再帮您测量。"

流程四 体检

工作内容与操作标准　　**责任岗：体检**

责任岗 ▶ 流程	1.1迎宾落座	1.2确认与征询	1.3基础检查	**1.4签名送别**

	操作标准	话术参考
体检	• 确认信息，指导签名：通过数字认证系统，与献血者确认信息，指导签名及指纹录入	"平板电脑上会出现您的个人信息，请您确认一下，如果没有问题，请您点击确认，有问题的地方我可以帮您修改。" "这里需要您进行电子签名，屏幕右方（手势指引）采集一下您的指纹。"
	• 送别：双手递送叫号条，指引下一环节	"请拿好您的叫号条，到隔壁初检室（手势指引）进行血液检测。感谢您的爱心。"

流程四 体检

工作内容与操作标准　　责任岗：体检

物理触点标准参考

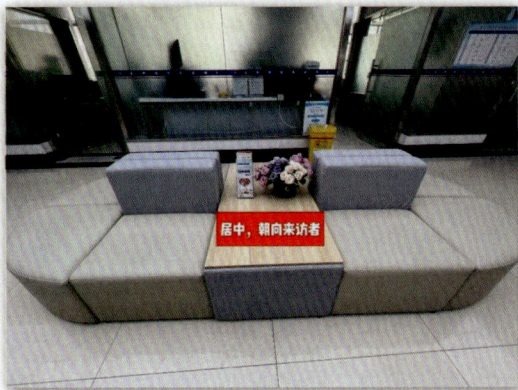

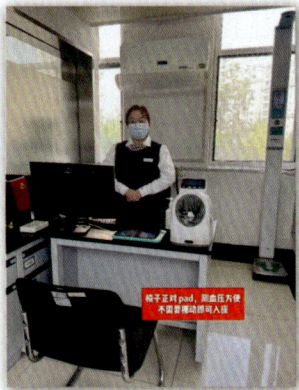

流程四 体检

工作内容与操作标准　　责任岗：体检

特殊情况应对

- 根据征询结果，如有不符合献血标准的献血者，进行委婉告知并解释原因。
- 如对方未通过征询导致不能献血时，应安抚其情绪，指导其预约下一次的时间，转移其注意力。
- 如体检不合格，可以帮助献血者再测量，两次如仍不合格，委婉告知结果，而不要直接说"不合格"。
  - -参考话术："您血压/心率数据不太好，是不是刚刚来的时候有点急？我再帮您测两次，请调整情绪，放松一下。"
- 多次测量仍不合格时，请委婉告知。
  - -参考话术："数据好像还是不稳定，离我们的要求有些差距，为了您的健康，我们建议您暂缓献血，您看要不休息几天再来？"

流程五

▶ 初检

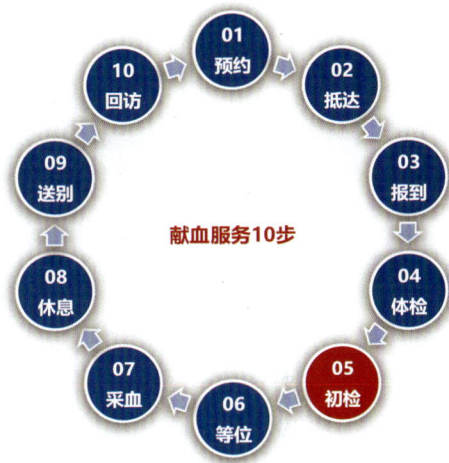

献血服务10步

01 预约
02 抵达
03 报到
04 体检
05 初检
06 等位
07 采血
08 休息
09 送别
10 回访

流程五 初检

流程目标及客户期望　　**责任岗：初检**

客户期望

- 我希望初检操作专业而舒适，最好没有什么不舒服的感觉。
- 进针时，我还是有些恐惧或想要退缩，请保持与我的交流，每一步操作都取得我的同意，告知我可能会出现的感受。必要时请鼓励我，我会更有勇气、更加坚定。
- 不要太着急，毕竟我的身体健康是最重要的。

为什么该环节对我及献血者如此重要？

- 我知道这对献血者（特别是第一次献血者）来说是最为重要的环节，因为这个环节将直面"进针"，这需要一定的勇气。如果这个环节没有做好，会导致献血者流失。
- 我知道对非专业人士来说，"扎针"有些"可怕"，我要用专业、温暖、体贴的操作减少献血者的担心，多一些沟通和讲解以缓解他们的焦虑和恐惧。
- 对女性献血者、携带儿童的献血者，我会格外关注并进行安抚，让他们有勇气继续献血。

流程五 初检

流程概览　**责任岗：初检**

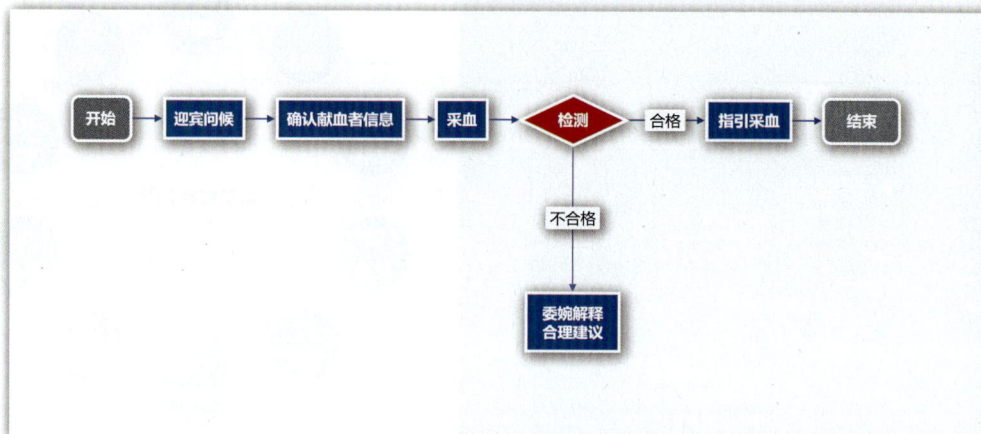

流程五 初检

流程概览　**责任岗：初检**

责任岗 ▶ 流程	1.1迎宾落座	1.2确认与介绍	1.3采血初检	1.4指引休息
初检	· 热情迎宾 · 请献血者入座	· 确认献血者信息 · 介绍本环节操作	· 检查手臂血管 · 采血	· 提醒检测时间 · 送别指引
志愿者	· 协助指引和分流			
当日主班	· 巡视指导 · 特殊情况处理			
工具			· 检测设备	

流程五 初检

工作内容与操作标准　　责任岗：初检

责任岗 ▸ 流程　**1.1迎宾落座** ▸ 1.2确认与介绍 ▸ 1.3采血初检 ▸ 1.4指引休息

	操作标准	话术参考
初检	• 主动微笑并起立 • 引导落座，待献血者落座后自己落座 • 索取叫号条，双手递接	"您好，请坐。" "麻烦您将叫号条给我。" "谢谢。"
志愿者	• 协助分流人群，引导他们在门口或休息区等候	
外围主班	• 走动服务，协助处理特殊情况	

流程五 初检

工作内容与操作标准　　责任岗：初检

责任岗 ▸ 流程　1.1迎宾落座 ▸ **1.2确认与介绍** ▸ 1.3采血初检 ▸ 1.4指引休息

	操作标准	话术参考
初检	• 扫码查看献血者的系统信息	"请问您是XX先生/女士吗？"
	• 介绍该环节的操作内容	(新) "我们将进行献血前血液检测，先采2ml静脉血，再做初步检测，检测包括血型、血红蛋白、血小板计数、红细胞压积、转氨酶、乙肝梅毒、脂血等，检测合格后您就可以献血了。"

流程五 初检

工作内容与操作标准　　　责任岗：初检

责任岗 👤 ▶ 流程

| 1.1迎宾落座 | 1.2确认与介绍 | 1.3采血初检 | 1.4指引休息 |

	操作标准	话术参考
初检	• 提醒献血者露出双臂，建议着装不方便的献血者脱掉外套	"麻烦您把袖子撸到胳膊肘以上，谢谢。" "麻烦您脱一下外套。"
	• 进行手部消毒 • 检查双臂血管情况，核对对方选择的献血方式	"我先看一下您的血管情况。" "我的手有点凉，请担待一下。" "您是想用单针还是双针？" "好的，我们留着好一点的血管采血用，检测就用这条血管吧，可以吗？"
	• 问询确认未明确的信息（如是否有晕血、晕针情况）	（新）"请问您之前有没有晕针、晕血的情况？" "先给您扎个止血带，请握拳。"
	• 消毒、进针 • 继续保持交流，争取"一针见血""无感采血" • 采足量血样后拔针	"我要扎针了，有点疼，请您坚持一下。" "请按压3～5分钟，不要揉搓，以免渗血。"

流程五 初检

工作内容与操作标准　　　责任岗：初检

责任岗 👤 ▶ 流程

| 1.1迎宾落座 | 1.2确认与介绍 | 1.3采血初检 | 1.4指引休息 |

	操作标准	话术参考
初检	• 向献血者致谢 • 指引献血者休息	"感谢您的爱心，请您到休息区等候初检结果，需要5～10分钟出结果。" "如果初检合格，您就可以去献血了。请稍等。" "志愿者会带您去休息区。"
志愿者	• 协助献血者到休息区休息。征询献血者意愿后，帮助献血者拿外套、大的箱包等物品	"您这边请，我来帮您拿东西。"

流程五 初检

工作内容与操作标准　　责任岗：初检

物理触点标准参考

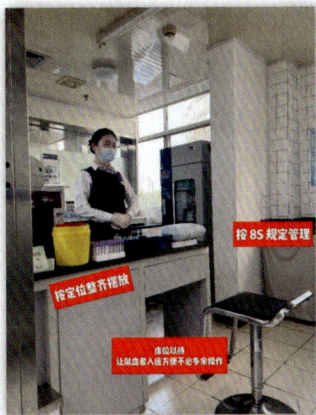

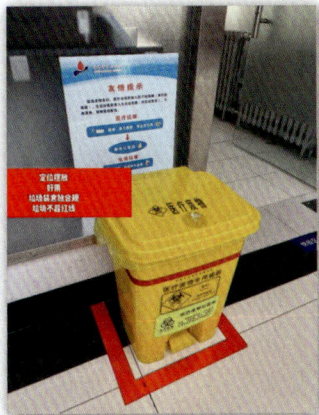

流程五 初检

工作内容与操作标准　　责任岗：初检

特殊情况应对

- 保证只留一位献血者在初检室，以确保征询的私密性，必要时进行疏导和解释。
- 沟通时应与献血者"共情"——以热情欢迎。对方的检测结果好则满怀欣喜，对方的检测结果不好则满怀遗憾并安慰。
- 操作过程中应保持交流，语言应轻松、幽默，以减少献血者的紧张感。
- 初检采血后的致谢很重要，这可以让献血者感到被重视。
- 志愿者应在征询献血者意愿后根据其意愿操作，如献血者不需要帮助拿取衣物，要尊重其选择。

流程六

▶ 等位

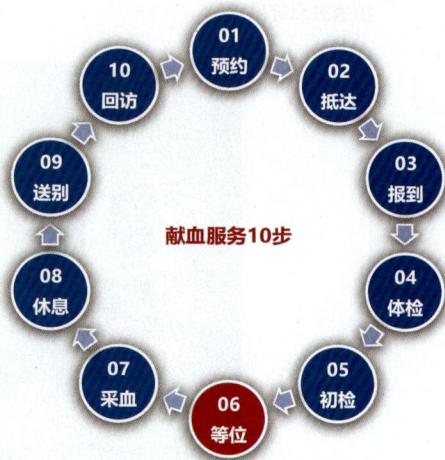

献血服务10步

01 预约
02 抵达
03 报到
04 体检
05 初检
06 等位
07 采血
08 休息
09 送别
10 回访

流程六 等位

流程目标及客户期望　　责任岗：服务岗/志愿者

客户期望

- 我希望等待的时候感到充实和愉悦，不要耽误我要做的事情（如工作、操作手机）。
- 如果有人能引导我、告知我、带领我，我会感到很愉悦。

为什么该环节对我及献血者如此重要？

- 我知道在"初检"后等位时，献血者的内心满怀着对献血的期待和忐忑，我要细致观察他们的需求，及时给予恰到好处的帮助。
- 我知道等待是漫长的，因此我会充分告知献血者等待区的资源，帮助他们充实、愉悦地度过这段时间。
- 我知道献血者是专门抽出时间来献血的，他们也有工作，因此在等待的过程中，我会主动帮助他们选择合适的位置以便操作电脑或手机，让他们不无聊、不焦虑。
- 我知道献血者对现场的流程不熟悉，所以我会主动提醒、告知、引导、带领他们去采血，并将他们一直送到采血位，与采血岗交接。

流程六 等位

流程概览　　**责任岗：服务岗/志愿者**

责任岗 ▶ 流程	1.1迎宾入座	1.2送水问询	1.3提醒查看结果	1.4引领采血或送别
服务岗/志愿者	• 从初检室引导献血者至座位坐下	• 问询后为献血者送温水 • 介绍休息区功能	• 提醒查看/告知初检结果 • 如不合格，指引献血者去服务中心咨询	• 告知服务岗，带领交接 • 确认此次采血信息（使用单双针、第几次献血、喜欢的采血位等） • 引导献血者穿鞋套 • 引领献血者到合适的采血位 • 送别不合格的献血者
当日主班	• 巡视指导 • 特殊情况处理			
工具		• 纸杯		• 鞋套机/鞋套

流程六 等位

流程概览　　**责任岗：服务岗/志愿者**

责任岗 ▶ 流程	1.5落座采血位	1.6介绍交接
服务岗	• 请献血者落座，并协助其调整座椅角度 • 介绍桌板和充电线等设备的使用	• 介绍采血护士，告别献血者
当日主班	• 巡视指导 • 特殊情况处理	
工具	• 采血机位 • 桌板、平板电脑、充电线 • 手机支架	

流程六 等位

工作内容与操作标准　　责任岗：服务岗/志愿者

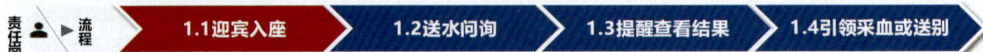

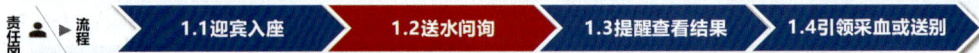

| 责任岗 👤 ▶ 流程 | **1.1 迎宾入座** | **1.2 送水问询** | **1.3 提醒查看结果** | **1.4 引领采血或送别** |

	操作标准	话术参考
服务岗/志愿者	• 引导献血者进入等待区就坐，并帮助他们把衣服和物品放好。应放置在身边或可视区域，如无要求就放在椅子上	"您请坐，5～10分钟出检测结果。" "我帮您把衣服/包放在这里可以吗？"
外围主班	• 走动服务，协助处理特殊情况	

流程六 等位

工作内容与操作标准　　责任岗：服务岗/志愿者

| 责任岗 👤 ▶ 流程 | **1.1 迎宾入座** | **1.2 送水问询** | **1.3 提醒查看结果** | **1.4 引领采血或送别** |

	操作标准	话术参考
服务岗/志愿者	• （新）介绍各功能分区，询问献血者需求和提供帮助，如献血者不方便，可协助看护	"这边是餐饮区，这边是休闲区，这边是图书阅读区。"
	• 引导献血者至餐饮区，提醒对方应适量饮水，这有助于减少献血带来的不适感 • 根据对方意愿，确定是否提供饮用水，尽量提供温水	"您需不需要喝点水？要不要加点糖？" "好的，请稍等。" "您好，请慢用。" "可以适量喝一些水，这样有助于加速血液循环。"

流程六 等位

工作内容与操作标准　　**责任岗：服务岗/志愿者**

责任岗 👤 ▶ 流程 | **1.1迎宾入座** ▶ | **1.2送水问询** ▶ | **1.3提醒查看结果** ▶ | **1.4引领采血或送别** ▶

	操作标准	话术参考
服务岗/志愿者	• 提醒献血者关注电子屏和短信，查看检测结果 　- （合格）指引献血者去采血室，提醒其去洗手间 　- （不合格）致歉 • 如献血者有困惑，引导其去服务中心或找工作人员解答	"刘先生您好，今天您的检测结果符合献血条件，请您到采血室报到机签到。" "我带您去。" "捐献血小板时间较长，请问您需要去一下洗手间吗？" "洗手间前方直行右拐。"
外围主班	• 走动服务，协助处理特殊情况	

流程六 等位

工作内容与操作标准　　**责任岗：服务岗/志愿者**

责任岗 👤 ▶ 流程 | **1.1迎宾入座** ▶ | **1.2送水问询** ▶ | **1.3提醒查看结果** ▶ | **1.4引领采血或送别** ▶

	操作标准	话术参考
服务岗/志愿者	• 与献血者确认采血意向 • 确认用餐、卫生间等情况，并做指引 • 确认采血喜好（如献血者无特殊要求，推荐合适的位置） • 指引献血者存放大件物品和悬挂大件衣服 • 协助献血者穿鞋套	"刘先生您好，您可以去采血了。需要我来帮您拿东西吗？" "刘先生您好！您今天是双臂/单臂采血，对吗？" "我们不建议空腹献血，您需要再吃点东西吗？" "血小板采血时间比较长，您需要去卫生间吗？" "您喜欢坐哪个位置？" "好的，请您跟我来。" "请您到8号采血位，谢谢。" "您需要把包和外套存放进储物柜吗？" "您这边请。" "进入采血室需要穿鞋套，请使用自动鞋套机。请把脚踩下去等鞋套响了之后就可以换另一只脚了。" "您穿的是高跟鞋，可以使用一次性鞋套。"
外围主班	• 走动服务，协助处理特殊情况	

流程六 等位

工作内容与操作标准　　　**责任岗：服务岗/志愿者**

责任岗 ▸ 流程	1.5落座采血位	1.6介绍交接

	操作标准	话术参考
服务岗	• 引导献血者到指定采血位落座，协助献血者调整至舒适的体位	"您请坐。" "这是采血椅的遥控器，您可以调整到最舒适的位置。" "需要我帮您调整吗？您看这样舒服吗？" "如果有其他需要，您可以随时联系工作人员。"
	• 介绍桌板上的平板电脑、手机充电线的使用方式，检查设备是否可用	"小桌上的平板电脑和手机充电线，您可以按需使用。"
采血主班	• 走动服务，协助处理特殊情况	

流程六 等位

工作内容与操作标准　　　**责任岗：服务岗/志愿者**

责任岗 ▸ 流程	1.5落座采血位	1.6介绍交接

	操作标准	话术参考
服务岗	• 向献血者介绍采血护士，并辞别	"这位是小刘，她经验丰富，请您放心，结束了我来接您。" "再见！"
采血主班	• 走动服务，协助处理特殊情况	

流程六 等位

工作内容与操作标准 **责任岗：服务岗/志愿者**

物理触点标准参考

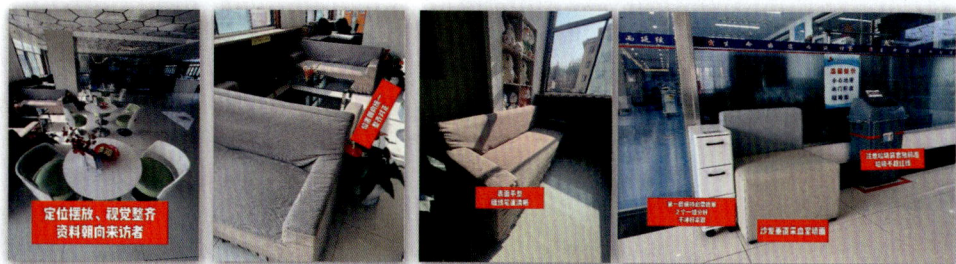

流程六 等位

工作内容与操作标准 **责任岗：服务岗/志愿者**

特殊情况应对

- 主动服务在这个环节显得尤为重要，应走动起来，主动观察和推测用户的需求。
- 征得献血者同意后再提供服务，尊重献血者意愿。
- 如果献血者没有吃饭，请引导其先用餐（去餐厅或吃零食）：
  参考话术："刘先生，我们这边准备了小面包等小食品，您可以先吃点东西，喝杯糖水，补充一下体力。"
  "您好，空腹献血容易低血糖，建议您先吃点东西。餐厅提供免费午餐，您看要不要先吃点？"
- 应婉拒首次献血者使用双针的献血要求。
  参考话术：（新）"您是第一次献血，我们建议先选择单针、献血量最低的1个治疗量。我们先了解一下机采血小板的全过程，您看可以吗？"
- 如献血者选择双针，应询问对方是否携带了重物，并提醒双针献血后不可以提拿较重物品。

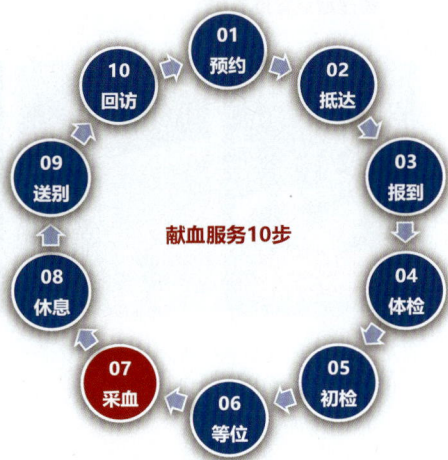

献血服务10步

流程七

▶ 采血

流程七 采血

流程目标及客户期望　　责任岗：采血

客户期望

- 我希望操作区专业、卫生，这会让我感觉安心。
- 我希望采血过程舒适、放松和愉悦。
- 最好主动提前告知相关服务。
- 血液的流出让我感到担心，如果能及时给我温水、毛毯、糖等物品，我会感觉舒适。
- 如果采血的漫长过程中还能拍照留念或得到有纪念意义的物品，那会让我充满期待。

为什么该环节对我及献血者如此重要？

- 我知道对献血者来说，最重视的就是自身安全，因此他们在这个环节中会更多地关注卫生、专业、细心等要素。
- 我知道面对采血（成分血或全血），献血者会觉得不安，因此，我要多沟通、多倾听，以此减轻他们的焦虑。
- 我相信走动服务和主动服务可以让献血者更有被关心的感觉。
- 我知道1～2个小时的等待很漫长，我会根据献血者的需求，尽可能提供更多服务，以满足其个性化需求（如主动为他们拍照、聊天），让他们在等待时感到愉快。

流程七 采血

流程概览　　**责任岗：采血**

| 服务岗 | 开始 → 迎宾 → 引导 → 穿鞋套 → 进门 → 落座 → 指导桌板使用 → 介绍采血人员 → ⋯ → 送出门 → 休息区服务 |

| 采血岗 | 开始 → 迎宾 → 确认 → 签字 → 喝钙 → 采血 → 结束 → 送别 → 结束 |

流程七 采血

流程概览　　**责任岗：采血**

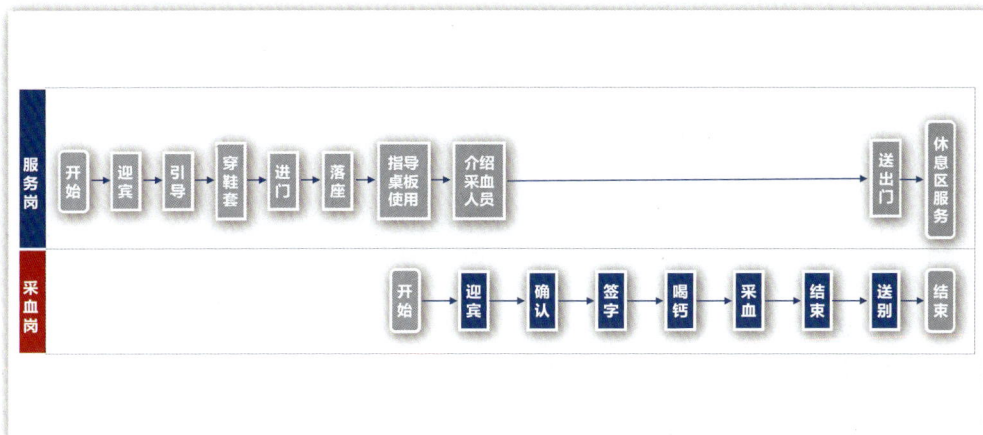

责任岗 ▶ 流程	1.1迎宾	1.2采血前准备	1.3采血与服务	1.4送别
采血	• 扫码，确认献血者身份 • 确认献血量 • 签字和采集指纹	• 指导服用钙剂 • 做好采血准备	• 走动服务、主动服务 • 关爱服务 • 拍照服务	• 根据献血者需求打印献血证并致送 • 确认献血者无碍后搀扶其起身，与服务岗交接
主班	• 走动服务，处理突发事件 • 每位献血者都要关照至少一次			
工具	• 扫码机、平板电脑		• 毛毯、拍照手举板	• 献血证

流程七 采血

工作内容与操作标准　　**责任岗：采血**

| 责任岗 ▸ 流程 | **1.1迎宾** | 1.2采血前准备 | 1.3采血与服务 | 1.4送别 |

	操作标准	话术参考
采血	• 礼宾站姿、15°鞠躬礼微笑问候 • 请献血者出示叫号条，扫码确认献血者姓名及献血种类等信息，核对献血者身份，请献血者选择献血血量并签字、按指纹确认，进行采前评估	"麻烦您出示一下叫号条，谢谢。" "刘XX先生是吗？" "我需要核对一下您的信息。" "您是刘XX是吗？"　"您的身份证号码是？您的血型是？" "您今天是献血小板，X个治疗量，对吗？" "麻烦您确认一下个人信息并选择献血量，在这里签名、按指纹，谢谢您。"

流程七 采血

工作内容与操作标准　　**责任岗：采血**

| 责任岗 ▸ 流程 | 1.1迎宾 | **1.2采血前准备** | 1.3采血与服务 | 1.4送别 |

	操作标准	话术参考
采血	• 分离机准备 　-如已经安装好耗材，应做好检查 　-如未安装采血耗材，在安装过程中不要忽视献血者，与其多交流 • 补充钙剂，解释钙剂可以帮助减少献血的不适感 • 问询之前有无特殊情况（如献血反应、过敏、晕血）	"我现在帮您安装采血管路，需要几分钟时间，请您稍等。" "这是给您准备的钙剂，现在就可以服用。它可以帮助您减少献血中的不适感。" "请问您之前献血的时候有没有出现什么特殊情况？"

流程七 采血

工作内容与操作标准　　**责任岗：采血**

责任岗 ▶ 流程	1.1迎宾	1.2采血前准备	1.3采血与服务	1.4送别

	操作标准	话术参考
采血	• 消毒穿刺，提醒献血者献血过程中的注意事项	"请握拳，消毒有点凉。" "现在我们就开始做采血了，稍微有点疼，请您坚持一下。" "麻烦您胳膊伸直不要弯曲，以免鼓针，可以适当平移活动。" "采血时间大概是……，有什么需要您随时叫我。"
	• 大厅内采取走动式服务，及时观察、主动询问献血者的需求及献血者感受，适时给予回应和关怀（采血后5分钟内问询，之后每20分钟主动问询1次，结束前5分钟提醒） • 给有需求的献血者拍照（多拍几张，询问对方需要的拍照角度、提醒对方有拍照板） • 注意多关注初次献血者和女性献血者的情绪	"刘先生，感觉还好吗？" "您好，要不要加点水？" "需要毛毯吗？" "需要帮您拍张照片吗，留个纪念？" "您喜欢这个手举牌吗？" "您看拍得怎么样？如果不合适我再帮您拍。"

流程七 采血

工作内容与操作标准　　**责任岗：采血**

责任岗 ▶ 流程	1.1迎宾	1.2采血前准备	1.3采血与服务	1.4送别

	操作标准	话术参考
采血	• 提醒献血者采血结束，询问其感受，表示感谢，拔针、捆弹力绷带，介绍献血后的注意事项，协助献血者整理好衣袖 • 提醒献血者休息一会儿再起身，以免头晕	"采血已经结束了，没有任何不适吧？" "我准备帮您拔针了。" "这个绷带需要15～20分钟再摘掉。" "创可贴4个小时后摘掉，针眼24小时不要沾水，今晚早点睡觉，不要熬夜。"
	• 按需发放献血证：问询献血者是否需要纸质献血证，如需要则主动打印并双手致送	"刘先生您好，需要给您打印纸质的献血证吗？您也可以通过微信公众号或者全国电子献血证平台查询电子献血证。" "刘先生您好，这是您的献血证，请收好。"
	• 确认对方身体状态 • 将献血者送至献血室门口与服务岗/志愿者交接，叮嘱献血者情况 • 向献血者致谢和告别	"您感觉怎么样？" "我送您出去" "请在休息区休息一下，过15～20分钟再走。" "刘先生，走之前记得到服务中心领取交通费和纪念品。" "刘先生状态挺好。" "刘先生刚刚有点晕/反应，请帮忙照顾一下，谢谢。" "如有不适，请随时联系我们。" "我就送您到这里，非常感谢您的爱心，下次再见。"
采血室主班	• 走动服务，每位献血者至少主动关问询一次	

流程七 采血

工作内容与操作标准　　**责任岗：采血**

物理触点标准参考

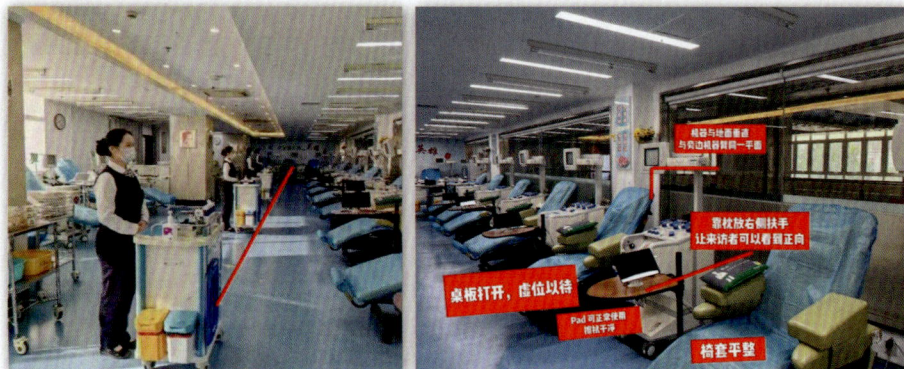

流程七 采血

工作内容与操作标准　　**责任岗：采血**

物理触点标准参考

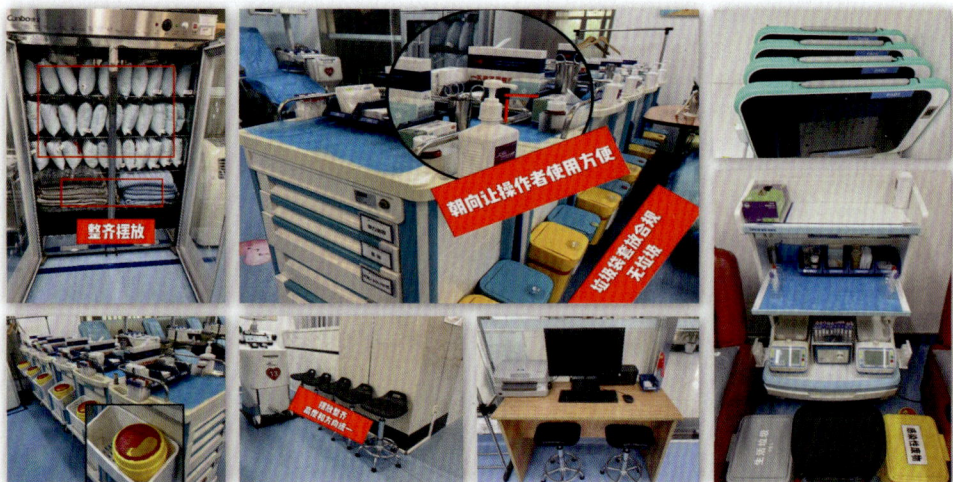

工作内容与操作标准　　**责任岗：采血**

特殊情况应对

- 与献血者保持沟通和交流，采用轻快、活泼和幽默的语言，以缓解献血者的紧张情绪（贯穿整个采血过程）。
- 对首次献血者应婉拒其双针的献血要求。

　-参考话术：（新）"您是第一次献血，我们建议先选择单针、献血量最低的1个治疗量，我们先了解一下机采血小板的全过程，您看可以吗？"

- 如献血者选择双针，应询问对方是否携带了重物，并提醒用双针献血后不可以提拿较重物品。
- 穿刺失败。

　-参考话术："十分抱歉刘先生，这次扎针没扎好，您看我们是改天再献还是换个胳膊再试试？""实在抱歉！"

- 献血者出现轻微献血不适时，可以教献血者做健康操。

　-参考话术："我们设计了一套健康操，做一做加快血液循环，预防不适，我们一起做一下吧！"

- 绷带摘除过早导致针眼处渗血。

　-操作要点：立刻帮忙按压止血，用碘伏棉签消毒，在操作过程中要记得向对方解释出现这种情况的原因。

　-参考话术："刘先生，不要担心，我帮您消毒，再给您把绷带绑上，过15～20分钟后再摘掉。过几天胳膊这里可能会有出青的情况，就像撞到了一样，有点痛，不用担心，半个月左右就恢复了。如有不适，请随时与我们联系。"

流程八

▶ 休息

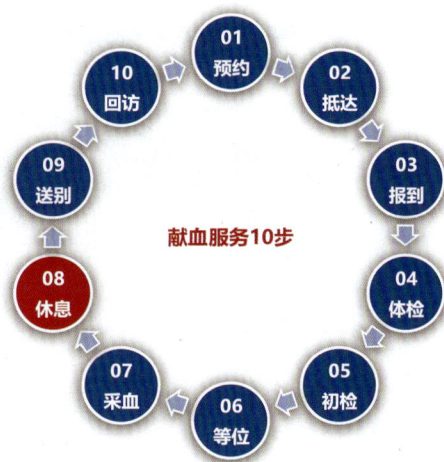

流程八 休息

流程目标及客户期望　　责任岗：服务岗/志愿者

客户期望

- 我刚刚捐献了很多血，我觉得有些虚弱，我想得到贴心的服务，如吃点东西、喝点有营养的饮品。我还想得到专业的恢复指导。
- 我很着急，要尽快离开。

为什么该环节对我及献血者如此重要？

- 我知道这个环节对献血者重复献血和感召献血至关重要，而且他们的需求通常比较急切。
- 我会为献血者提供超过他们预期的优质服务，让他们感觉温暖舒适。
- 在这个环节，专业的操作也非常重要，这会让献血者感到安心。

流程八 休息

流程概览　　责任岗：服务岗/志愿者

责任岗 ▸ 流程	1.1引导入座	1.2介绍政策	1.3推荐微信公众号	1.4观察提醒
服务岗	· 热情引导 · 协助落座	· 为首次献血者介绍献血政策	· 引导献血者关注微信公众号和学习使用其查询相关信息	· 观察献血者状态 · 提醒时间
志愿者		· 协助服务岗		
当日主班	· 走动服务，主动问候和慰问 · 协助解答专业问题			
工具		· 献血政策宣传页/册	· 微信公众号二维码	

流程八 休息

工作内容与操作标准　　责任岗：服务岗/志愿者

责任岗 → 流程　| **1.1引导入座** | 1.2介绍政策 | 1.3推荐微信公众号 | 1.4观察提醒

	操作标准	话术参考
服务岗/志愿者	• 主动引导献血者落座，提醒其脱下鞋套 • 协助献血者放好个人物品 • 提醒献血者15～20分钟后解开绷带 • 询问献血者是否需要饮品和食品，并根据献血者意愿提供	"您请这边坐。" "这次献血感觉怎么样？挺好的吧？" "请在这里休息15～20分钟，有任何需要请随时叫我。" "需要我帮您倒杯水吗？" "请问您需要吃点心吗？" "这个绷带20分钟后就可以摘掉了，请您注意时间。"
外围主班	• 走动服务，主动问候和慰问 • 协助解答专业问题	"这次献血感觉怎么样？挺好的吧？" "如果有任何不舒服请随时叫我。"

流程八 休息

工作内容与操作标准　　责任岗：服务岗/志愿者

责任岗 → 流程　| 1.1引导入座 | **1.2介绍政策** | 1.3推荐微信公众号 | 1.4观察提醒

	操作标准	话术参考
服务岗/志愿者	• （新）主动提供献血政策宣传材料，并根据对方的意愿进行相关说明 • （新）主动提醒献血者休息20分钟即可到服务台领取交通费和纪念品	（新）"这是献血相关政策，您可以看一下。" 　　　"有什么问题我也可以为您解答。" （新）"请您休息15～20分钟，然后到服务中心领取交通费和纪念品。" （老）"请您休息15～20分钟，别忘了服务中心领取交通费和纪念品。"

179

流程八 休息

工作内容与操作标准 　**责任岗：服务岗/志愿者**

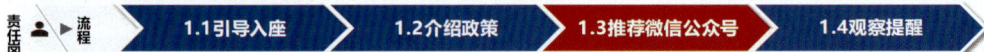

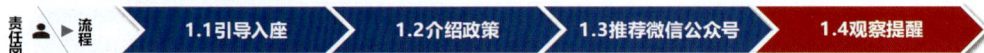

责任岗	▶流程	1.1引导入座	1.2介绍政策	1.3推荐微信公众号	1.4观察提醒

	操作标准	话术参考
服务岗/志愿者	• 引导献血者关注微信公众号并介绍其功能和使用方法	"请问您关注青岛市中心血站的微信公众号了吗？" "您可以用微信扫码这个二维码关注青岛市中心血站的微信公众号，这里可以查询献血预约、献血记录、积分、累计献血量等信息。"

流程八 休息

工作内容与操作标准 　**责任岗：服务岗/志愿者**

责任岗	▶流程	1.1引导入座	1.2介绍政策	1.3推荐微信公众号	1.4观察提醒

	操作标准	话术参考
服务岗/志愿者	• 献血者休息15～20分钟后，指引其到服务中心	"弹力绷带差不多可以摘掉了，需要我帮您摘吗？" "感觉都挺好的吧？" "请到服务中心领取交通费和纪念品，谢谢您的爱心。"

流程八 休息

工作内容与操作标准　　**责任岗：服务岗/志愿者**

特殊情况应对

- 午餐时间提醒献血者到服务中心领取餐卡，到餐厅就餐。
- 协助观察献血者状态，如有不适，及时联络工作人员（主班/服务中心）处理。

流程九

▶ 送别

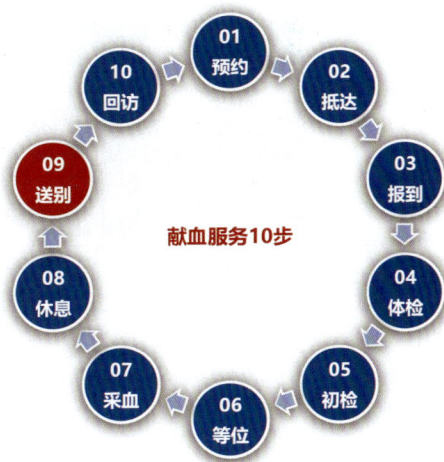

献血服务10步

01 预约
02 抵达
03 报到
04 体检
05 初检
06 等位
07 采血
08 休息
09 送别
10 回访

流程九 送别

流程目标及客户期望　　责任岗：服务中心

客户期望

- 我刚刚捐献了很多血，我觉得有些虚弱，我希望大家也能认可我的付出，重视我的身体健康。

为什么该环节对我及献血者如此重要？

- 我知道这个环节对献血者重复献血和感召献血至关重要，我会让献血者感受到我非常关心他的感受、他的身体健康，也会让他们充分感受到我们对他的感激和认可。

流程九 送别

流程概览　　责任岗：服务中心

责任岗 👤 ▶ 流程	1.1热情接待	1.2确认问询	1.3发放纪念品	1.4叮嘱送别
服务中心	· 热情接待 · 致谢	· 确认献血情况 · 确认身体状况	· 按政策发放交通费和纪念品	· 提醒注意事项 · 热情送别
志愿者	· 协助分流人群，人多时协助送别			
当日主班	· 主动向志愿者问候并表示感谢 · 人多时协助送别			
工具			· 平板电脑、电脑	

流程九 送别

工作内容与操作标准　　**责任岗：服务中心**

责任岗 ▶ 流程	**1.1热情接待**	**1.2确认问询**	**1.3发放纪念品**	**1.4叮嘱送别**

	操作标准	话术参考
服务中心		"您好，献完血了吗？谢谢您的爱心。"
志愿者	• 向献血者热情打招呼，主动询问献血者的感受	"都挺好的吧？"
外围主班		"感谢您的爱心，加油！"

流程九 送别

工作内容与操作标准　　**责任岗：服务中心**

责任岗 ▶ 流程	**1.1热情接待**	**1.2确认问询**	**1.3发放纪念品**	**1.4叮嘱送别**

	操作标准	话术参考
服务中心	• 确认献血者献的是全血还是血小板	"请问您献的是血小板还是全血？"

流程九 送别

工作内容与操作标准　　**责任岗：服务中心**

| 责任岗 流程 | 1.1热情接待 | 1.2确认问询 | 1.3发放纪念品 | 1.4叮嘱送别 |

操作标准	话术参考
服务中心 • 为献血者发放交通费（单采血小板和稀有血型献血者） 　-以前通过微信领取过交通费的献血者：确认献血量和手机号后通过微信发放 　-以前未通过微信领取过交通费的献血者：请对方用微信扫码后签字，然后通过微信发放 • 使用银行卡转账方式发放交通费：请对方填写银行卡相关信息并签字，3个工作日内由财务审计部转账发放 • 为献血者发放纪念品 　-单采血小板献血者：询问选择积分还是现场领取纪念品 　-向献血者展示和介绍纪念品 　-待对方选择后双手致请其签字确认	"刘先生您好，您的手机号是XX吗？您今天献了2个治疗量对吗？交通费120元通过微信发放，请查收。" "您好，我这边为您发放交通费，请使用微信扫描这个二维码，根据提示填写信息并签字。" "您好，请填写您的银行卡信息并签字确认，财务审计部3个工作日内会给您转账，请注意查收。" "我需要帮您登记发放信息，刚才给您发了一个短信验证码，麻烦您和我说一下，谢谢。" "请问您是积分还是领取纪念品？" "您会用积分商城吗？需要我为您介绍一下吗？" "这里是我们为您准备的献血纪念品。您看喜欢哪个？" "好的，我帮您把这次领取纪念品所消耗的积分登记好了，您可以通过我们的微信公众号查询您的积分情况。" "好的，我帮您装起来，请收好。" "请在这里签字，谢谢您。"

流程九 送别

工作内容与操作标准　　**责任岗：服务中心**

| 责任岗 流程 | 1.1热情接待 | 1.2确认问询 | 1.3发放纪念品 | 1.4叮嘱送别 |

操作标准	话术参考
服务中心 • 提醒献血者当日注意事项 • 要反复提醒初次献血者 • 致谢 • 送别	"刘先生您好，绷带已经绑了20分钟了，可以拆了，需不需要我帮忙？" "半个小时内献血的胳膊不要提重物。" "绷带20分钟后就可以摘掉，创可贴4个小时后摘掉，针眼24小时不沾水，也别做剧烈运动，今晚早点休息。" "回去多喝些水，可以多吃一点肉类和绿色蔬菜。" "这边有瓶装水，您需要带一瓶路上喝吗？" "再次感谢您的爱心，下次见。"

流程十

▶ 回访

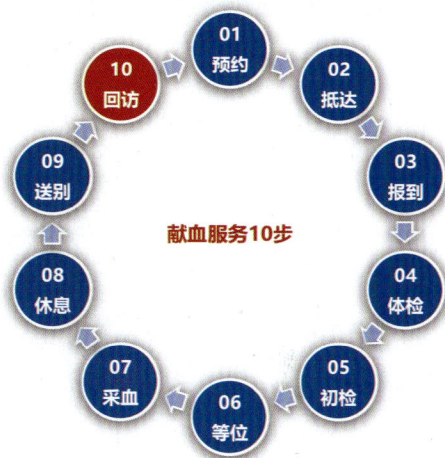

献血服务10步

01 预约
02 抵达
03 报到
04 体检
05 初检
06 等位
07 采血
08 休息
09 送别
10 回访

流程十 回访

流程目标及客户期望　　**责任岗：机采部/社会服务部**

客户期望

- 我希望我的行为被不断认可；能及时告知我，我捐献的血液的去向和用途。
- 我很喜欢献血的周期性提醒，这会让我觉得献血很有价值。

为什么该环节对我及献血者如此重要？

- 我知道献血者也需要被认可，因此我会在献血当日及可以再次献血时发送提醒。
- 我对献血者的态度是"感恩"，因此我会从"感恩"的角度来撰写和发送信息。
- 我知道献血者很关心自己的血液检测是否合格，因此检测结果出来后我会尽快告知。
- 我知道献血者很关心自己的血液流向，因此我会及时告知每份血液的动向。

流程十 回访

工作内容与操作标准　　责任岗：机采部/社会服务部

序号	工作流程	服务标准	服务话术
1	献血后	短信/微信公众号弹窗(可以实现弹窗时)。献全血后10分钟发送，献血小板后1小时发送	刘先生您好，感谢您的热血奉献！温馨提醒：弹力绷带20分钟后摘掉，创可贴4小时后摘掉，针眼24小时不沾水，24小时内不要做剧烈运动或重体力劳动。献血后有任何不适或意见建议，请拨打服务热线：96606。青岛市中心血站祝您生活愉快！
		特殊群体（如有献血反应者）应在24小时内完成一对一回访，初次献血者应在1周内完成一对一回访	献血反应者：刘先生您好，我是青岛市中心血站工作人员，您今天献血时身体出现不适，现在怎样了？初次献血者：刘先生您好！我是青岛市中心血站工作人员，您是第一次捐献献血小板，所以想做个电话回访，请问您方便吗？您献完血后感觉如何？请问您对我们的工作有什么意见和建议？2周以后您可以再次捐献血小板，可以通过青岛市中心血站的微信公众号于前一天下午4点开始预约，再次感谢您的爱心，就不多打扰您了，祝您生活愉快！
2	血液通过检查	短信/微信公众号弹窗(可以实现弹窗时)。血液检测不合格时一周内电话告知（96606）	刘先生您好!感谢您参加无偿献血，您捐献的血液经血站检测符合国家标准，将用于临床，感谢您的爱心奉献！服务热线：96606。检测不合格时电话通知献血者：刘先生您好，很抱歉地通知您，您捐献的血液经检测XX项不符合国家血液标准的要求。请不要紧张，结果不合格仅表明捐献的血液不符合国家血液标准的要求，不能用于临床病人的救治，不作为感染或疾病的诊断依据。
3	血液被使用	短信/微信公众号弹窗(可以实现弹窗时)	刘先生您好!您捐献的血液已发往青岛市XX医院。无偿献血，无上光荣，感谢您献血救人，护佑生命。服务热线：96606。
4	期满次日召唤	短信/微信公众号弹窗(可以实现弹窗时)	如果期满未再来献血，发短信提醒：距离您上一次捐献血液已经过去半年/一年。刘先生您好：每份血液都是赠与生命的礼物，如您身体健康、时间允许，期待与您再次相见。服务热线：96606。青岛市中心血站祝您生活愉快！

附件

机采岗位设置-管理架构设置

设计原则：主班负责制 —— 事事有人管、人人都补位、处处有督导。

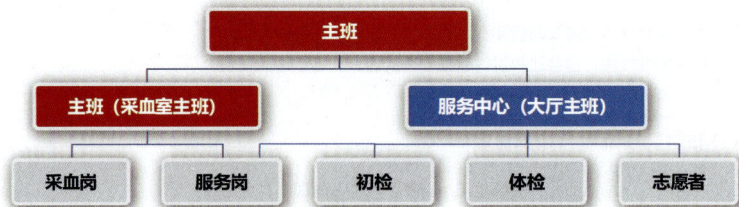

- 机采部的主班对现场的服务品质负全责。
- 主班和服务中心分别管理献血室和大厅（献血室外）。
- 服务岗兼顾献血室内外的衔接，负责献血者的接入和送出，并与服务中心互相补位。
- 服务中心和服务岗应优选亲和力好、服务意识佳、沟通和应变能力强的员工。

标准三

献血服务可视化操作标准（献血屋）

献血服务可视化操作标准（献血屋）

目录

手册概述

手册目标

以"温暖+精致"打造"热血真情"的服务体验!

- 通过本手册的使用实现各方共赢:**献血者充分感受到血站的温暖和关爱,工作人员更高效且情绪更愉悦,管理者更高效且游刃有余。**
- 汲取相关经验为血站的外采服务团队(含志愿者)提供全面工作流程及标准指导,使我们在开展业务时能为用户创造更高满意度。
- **温暖**:以献血者的需求为中心,兼顾员工和志愿者的需求,在每个环节都能让利益相关群体(献血者、员工、志愿者)感受到人性的关怀,让献血活动变得"便捷、容易、顺畅、愉悦",让血站成为他们的"加油站",从而实现"**让更多人次愿意参与献血,让更多人愿意持续献血,让更多人愿意感召他人献血**"的目标。
- **精致**:从利益相关群体的"痛点和痒点"出发设计各环节的触点体验,关注细节、强化标准、优化流程、明确分工,人际触点优化形象、行为和沟通表达,在物理触点方面,在"8S"精益管理的基础上兼顾美学和效率,并使用智能化手段让服务变得更高效和便捷。
- 凸显青岛市中心血站"**热血真情**"的服务品牌。

手册概述

手册执行意义

实施标准的流程,超越用户的期待。

- 随着中国消费者健康管理理念的成熟,"体验的满意度"日益成为大家关注的焦点。
- 良好的体验能提升用户对血站的满意度和忠诚度。
- 本手册以用户需求为中心,让工作人员更好地立足献血者需求思考服务操作,为管理层和员工提供统一的行动指南和标准。
- 本手册提供了一系列方法、经验和技巧,帮助工作人员提高把握用户"痛点、痒点"机会的能力,让优质服务变得更轻松和顺利。
- 与用户的每次接触都是创造用户满意的机会,这是因为我们的工作方式超出了他们的期望,尤其是在细节上更能体现青岛市中心血站力求打造全国血站服务标杆的特色。

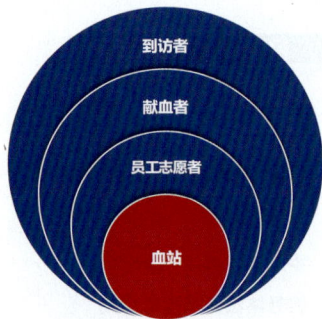

献血场所的利益相关者(用户)

手册概述

服务体验流程指导原则

本手册的核心操作流程基于 **NBS（需求导向营销体系）** 和 **CBI（服务设计模型）**，是世界上先进服务经验的总结，展现了一线员工和管理层在服务体验的每个阶段中需要进行的多种专业活动。

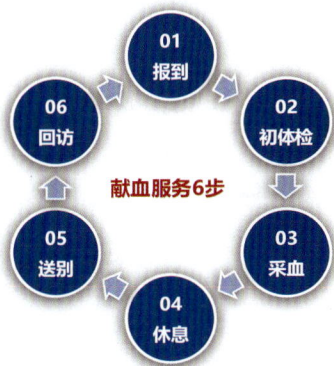

献血服务6步

- 01 报到
- 02 初体检
- 03 采血
- 04 休息
- 05 送别
- 06 回访

整体设计思路：

- ✓ 从"驿站"到"回家"：献血屋就像城市中的"驿站"，献血屋的志愿者也多是固定的且年纪偏大，所以要给献血者家一般的温暖。
- ✓ 三个温暖的"一"：献血屋的服务体验流程相对机采来说要简短得多，结合峰终定律，重点抓住开头、中间、结尾三个环节，通过"一声温馨的问候、一杯温水、一个温情的送别"实现温暖的服务，如此也方便志愿者把握、管理者监督。

指导思想：

- ✓ 从"献血者"感知的角度而不是我们自己操作的角度。
- ✓ 使工作人员感到便利。
- ✓ 较少的献血者动线交叉和走动。
- ✓ 有效实现志愿者价值。同时，也要做好对志愿者的工作指导。

手册概述

服务体验流程总览

通过概览服务体验主要标准流程和步骤，各相关部门可以通览各环节的配合与操作。

责任岗 ▶ 流程	01 报到	02 初体检	03 采血	04 休息	05 送别	06 回访
本岗人员	· 主动走出去、帮助开门和掀开门帘 · 迎接进门 · 指引报到	· 指引献血者自助进行血压检测 · 对不合格者进行解答，指导进行2次检测 · 对多次检测都不合格者进行劝退 · 对合格者进行征询和指尖血初检	· 指引初检合格者完成采血 · 采血过程中提供主动和走动服务	· 引导献血者休息15~20分钟 · 为初次献血者讲解政策	· 致谢和送出	· 按规定进行回访（短信/电话）
其他人员*	· 人多时协助疏导和处理突发事件 · 对岗位附近的人主动问询和提供服务 · 要让每位来到献血屋的人至少得到一次"关爱"					

*其他人员指非本岗位的工作人员（含志愿者）。

手册概述

手册使用指南

本手册为服务体验流程的各环节提供了相应的规范和要求，其中核心内容包括：

- 说明执行该流程的意义、目的和客户期望。
- 说明关键动作、规范标准、责任岗位、参考话术等。
- 用真人分场景、分步骤示范重要操作标准。
- 提供可借鉴的实践经验和特殊情况应对以供参考。

流程目标及客户期望	详细解读本环节用户（献血者为主）的期待和为什么该环节对操作者和献血者都很重要，让操作者知道操作的出发点
流程概览	通过流程图通览各流程节点和关键操作
工作内容与操作标准	展现流程中各岗位人员的行动要点、操作标准及所使用到的相关工具
特殊情况处理	常见特殊情况的应对操作与示范话术

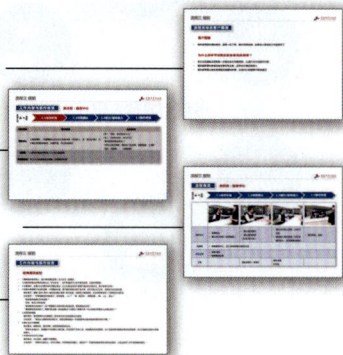

手册概述

外采岗位-管理架构设置

设计原则：主班负责制 —— 事事有人管、人人都补位、处处有督导。

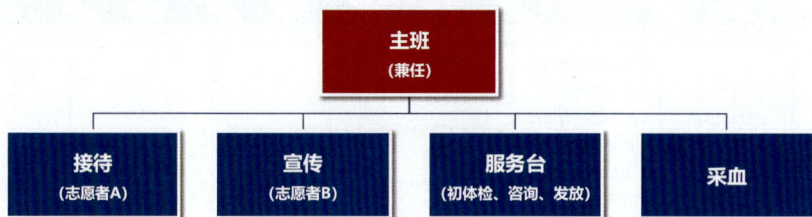

- 当日主班由一个员工兼任，实行主班负责制，负责现场事务的统筹与决策。
- 如有多位志愿者，应在上班前给他们分好工，不要产生交叉和冲突；室内只保留一位志愿者。

志愿者的配合与支持

- 对献血屋的献血服务来说，志愿者的参与和配合尤为重要。好的志愿者可以帮助献血者感受到家的温暖，帮助工作人员减轻工作压力，提高工作效率。

- 能来参加志愿服务的人员一般也是愿意配合的，但是他们的工作经历、个人性格、服务技巧等各不相同，缺少服务的经验和优势，所以工作人员应重视志愿者的角色，积极加强沟通，争取他们的配合，并给予他们适当的指导，帮助他们按照血站的服务目标与标准提供服务。

- 志愿者服务点位要求：**每个献血屋内只留一位志愿者，每位献血者只需一个工作人员（含志愿者）服务，献血屋内的工作人员要主动配合、互相补位，每位志愿者都要熟悉工作内容和标准。**

流程一

▶ 报到

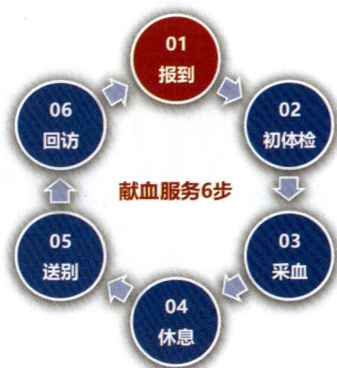

流程一 报到

流程目标及客户期望　　**责任岗：接待**

客户期望

- 希望得到热情的迎接，工作人员能主动迎出来，而不是自行寻找。
- 报到操作非常快捷，无卡顿。
- 流程一目了然，操作简单快捷。
- 有人能一路帮助和引导。

为什么该环节对我及献血者如此重要？

- 我知道进门前的主动和热情迎接非常重要，这可以降低对方动摇的可能性。
- 献血的流程应该让献血者一目了然，以减少其疑问和困惑。
- 我的服务要让献血者感受到足够的专业度，这样他们才能放心。
- 我的服务要让献血者感受到温暖和热情，让他们内心的激情不断被激发。

流程一 报到

流程概览　　**责任岗：接待**

责任岗／流程	1.1迎宾欢迎	1.2问询确认	1.3指引/指导录入	1.4指引体检
接待	• 关注门口，看到献血者就主动出门、热情迎接 • 指引、协助进门	• 确认此次献血信息（是否应邀而来、第几次） • 使用流程表向首次献血者介绍献血流程等问题	• 指引献血者自行录入信息 • 指导献血者录入身份信息（遇到不会操作的人、无志愿者协助时）	• 指引体检、送别
其他人员	• 在对方进门时欢迎；如果不忙应起立欢迎 • 在人多的时候协助引导和分流			
工具		• 献血指引流程表	• 报到设备 • 打印机	

流程一 报到

工作内容与操作标准　　**责任岗：接待**

责任岗 ▶ 流程

| **1.1迎宾欢迎** | 1.2问询确认 | 1.3指引/指导录入 | 1.4指引体检 |

	操作标准	话术参考
接待	• 主动出门，面带微笑，用15°鞠躬礼或点头礼热情问候；如有多人，按照"接一迎二顾三"法迎接 • 确认来访者是否来献血的。如果不是，也要提供帮助 • 在前面引导献血者，协助开门，请对方进门	(新) "您好，这位先生/女士。" (老) "刘先生您好，好久不见。" "请问您是来献血的吗？" "您这边请。" "您请进。"
其他人员	• 人多的时候及时疏导入口以免引起拥堵	"您这边请。" "您先请坐。" "不好意思，请您稍等一下。"

流程一 报到

工作内容与操作标准　　**责任岗：接待**

责任岗 ▶ 流程

| 1.1迎宾欢迎 | **1.2问询确认** | 1.3指引/指导录入 | 1.4指引体检 |

	操作标准	话术参考
接待	• 确认献血次数 • 向首次献血者主动介绍献血流程 • 回答相关咨询	"请问您是第几次献血？" (新) "献血一共有五步（进行解读），需要5～10分钟，具体时间根据每个人的情况略有差异。"

流程一 报到

工作内容与操作标准　　**责任岗：接待**

| 责任岗 👤 ▸ 流程 | **1.1迎宾欢迎** | **1.2问询确认** | **1.3指引/指导录入** | **1.4指引体检** |

	操作标准	话术参考
接待	• 报到（身份证登入）：指导使用身份证进行身份识别	"请问，您的身份证带了吗？请您把身份证放在证件识别区，根据提示进行人脸比对，比对成功后点击确认无误键。"
	• 报到（手动输入身份证号码）：指导使用设备手动输入身份证号码进行身份识别	"没关系，您也可以手动录入。"
	• 报到（"爱山东"App）：打开"爱山东"App，打开电子身份证协助进行身份识别	"请问您有'爱山东'App吗？请出示证件二维码，在签到机右侧扫码区扫描二维码，通过人脸比对。"
	• 报到（未带身份证和手机，但是之前在青岛献过血）：可协助查询后直接打印表单	"没关系刘先生，请您提供一下身份证号码，我帮您查询打印。"
	• 手机扫码填写问询表	"请您用手机扫码填写相关问卷。"
	• 出示二维码，打印问询表	"现在生成了一个二维码，请您在这里扫码，一会儿会打印表单。"

流程一 报到

工作内容与操作标准　　**责任岗：接待**

| 责任岗 👤 ▸ 流程 | **1.1迎宾欢迎** | **1.2问询确认** | **1.3指引/指导录入** | **1.4指引体检** |

	操作标准	话术参考
接待	• 使用标准手势，指引献血者到体检区自助测量血压	"请您先到体检区做血压检测。"
	• 指引献血者存放箱包和大件衣物	"您是否需要把衣服和包先存起来？" "您这边请。" "这是您的钥匙，请拿好。"
	• 如果人多，指引献血者到休息区休息，为其送一杯温水	"请您先在这里休息一下，一会儿我们去做血压检测。" "您这边请。" "我给您倒杯水。" "您请喝水。" "请稍等。"

流程一 报到

工作内容与操作标准 责任岗：接待

特殊情况应对

- 要主动迎接，表现出热情。
- 团队合作，要兼顾现场所有人，减少等待感和空场（无人关注）的感觉。
- 对献血者提出的需求应表示出"尽力协助"，如不能满足可以给予献血者其他选择，以缓解其情绪。
- 注意倾听，先确认对方需求再给出建议，让对方做决定而不是帮助对方做决定，更不是由工作人员主导。
- 如来访者情绪不佳或有误解，不得擅自处理，更不要在现场与其产生冲突，应交给血站员工，由血站员工全权处理。
  操作要点：
  道歉+回声+聆听+推动对方确认需求+给予处理，如果对方情绪激动，应先将其带离现场，到一处隔离的封闭区域。
  参考话术："非常抱歉给您添麻烦了，您说的是……吗？""哦，是这样，真是抱歉。……是吗？"
  "那您希望我们怎样处理？"
  "好的，我马上帮您处理。"
  "真抱歉给您添麻烦了，这个事情由主管亲自给您处理，请您跟我到这边来。"
  "真抱歉给您添麻烦了。您看您来这里一趟也就是为了处理这个事情对吗？您希望怎么处理比较好？"

流程一 报到

特殊情况处理 责任岗：接待

雨雪天气处置

- 血站员工应密切关注天气变化，指导和监督现场服务处理。
- 雨雪天气应在门口处不妨碍通行的位置放置伞套机，门口外应铺设专用防滑地毯；摆放"小心地滑，请慢行"警示牌，在进出门时工作人员也要及时进行语言提醒。
- 应礼貌建议进门者使用伞套机，不要将湿雨伞带入大厅，也可以寄存在门口的水槽或水桶中。
  参考话术："您好，先生/女士，雨伞可以使用伞套机套好，以免弄湿您的衣服"；如有坚持不用者也可以提供方便袋。
- 时刻关注地面情况及伞套机使用情况，确保地面干爽、无积水，确保伞套机好用。

流程二

▶ 初体检

01 报到

02 初体检

03 采血

04 休息

05 送别

06 回访

献血服务6步

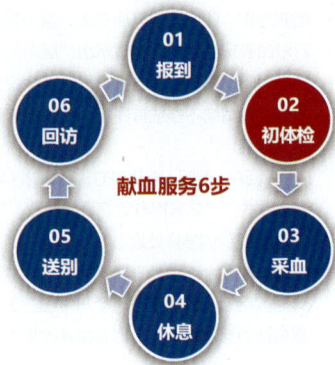

流程二 初体检

流程目标及客户期望　　　责任岗：服务台

客户期望

- 希望得到专业的检查。
- 希望医生能本着为用血者负责的态度给出建议，沟通时应该体现尊重和温暖，语言得当不要过于直接。

为什么该环节对我及献血者如此重要？

- 我知道我的专业操作可以给献血者以信心、让献血者安心。
- 如果对方不符合条件，我应该客观地提出建议，沟通时语气应该委婉。
- 我是一名专业的医务工作者，对献血者的信息应该保持客观的态度，不主动大声说出体检情况，采用两人能听到的音量为宜。
- 我知道对非专业人士来说，"扎针"有些"可怕"，因此我要用专业、温暖、体贴的操作减少献血者的担心，多些沟通和讲解以缓解他们的焦虑和恐惧。
- 对女性献血者、携带幼儿的献血者，我会格外关注并进行安抚，让他们有勇气继续献血。

流程二 初体检

流程概览　　责任岗：服务台

责任岗 ▶ 流程	1.1迎宾落座	1.2指导量血压	1.3初检和问询	1.4签名送别
服务台	• 热情迎宾 • 请献血者入座	• 指导献血者自助量血压	• 进行基础问询 • 进行指尖血检测	• 签名确认 • 送别指引
志愿者	• 在人多的时候协助引导和分流	• 协助工作人员指导不会操作的献血者		
工具		• 血压计、身高体重计	• 平板电脑、检测设备	

流程二 初体检

工作内容与操作标准　　责任岗：服务台

责任岗 ▶ 流程	1.1迎宾落座	1.2指导量血压	1.3初检和问询	1.4送别

	操作标准	话术参考
体检	• 主动微笑并起立，热情点头问好，引导献血者落座 • 待献血者落座后自己落座 • 注意交流音量，以双方听到为宜	（新）"您好，请坐。" （老）"刘先生您好！时间过得真快，又见面了。" "请问您怎么称呼？" "刘先生您好。"
志愿者	• 协助分流较多人群或拥挤在门口的献血者	

流程二 初体检

工作内容与操作标准　　**责任岗：服务台**

| 责任岗 / 流程 | 1.1迎宾落座 | 1.2指导量血压 | 1.3初检和问询 | 1.4送别 |

	操作标准	话术参考
体检	• 指导献血者自助测量血压，为不会操作的献血者测量血压。每一步操作都应征求对方同意，并告知对方可能出现的感受、时长、需要的配合，必要时给予对方鼓励和肯定，语气亲切柔和 • 告知体检结果：如体检合格，请告知对方；如不合格，可以帮助其再次检测 • 指引初检	"请您先测量一下血压。" "您可以按照这上面的指导操作。" "现在我们来测量血压，请把上臂放入血压计内，测量时请保持安静，平稳呼吸。" "手臂可能会被袖带勒得有点麻，请不用紧张，放松即可。" "您的血压符合献血要求。" "您可能刚到，血压或心率还不符合献血要求，请您到休息区喝点水休息一下，10分钟以后再帮您测量。" "请您移步做血液检测。"
志愿者	• 如果护士有其他工作，应主动协助不会操作血压计的献血者测量血压，对初次测量不合格的献血者，应建议其休息一会儿后，再测量几次 • 将测量不合格且有疑问的献血者指引给血站员工	"请稍等，我来帮您。" "不着急，我们先休息一下，可能是刚刚来的时候有点匆忙，过一会我们再测一遍。" "我们可以多次测量。" "不用紧张，很多人都这样，可能状态还不够稳定。" "您也别紧张，可以让护士给您解释一下，您这边请。"

流程二 初体检

工作内容与操作标准　　**责任岗：服务台**

| 责任岗 / 流程 | 1.1迎宾落座 | 1.2指导量血压 | 1.3初检和问询 | 1.4送别 |

	操作标准	话术参考
初检	• 主动微笑并起立，以点头礼引导献血者落座，双手接过表格 • 待献血者落座后自己落座 • 注意交流音量，以双方都能听到为宜 • 主动介绍该环节的操作内容；保持沟通，不要冷场	"您好，请坐。"　"XX先生/女士是吗？" "您都献血XX次了呀！真厉害！" "第一次献血是吗？不用紧张。" "您先看看这些问题，如果没有疑问就请在这里签字。" （新）"我们会采指尖血，做初步检测，检测包括血型、血红蛋白、转氨酶、乙肝梅毒、脂血等，检测合格后您就可以献血了。"
初检	• 提醒献血者伸出无名指 • 进行手部消毒 • 问询确认未明确的信息（如是否有晕血、晕针） • 消毒、进针 • 采足量血样后为献血者棉棒按压	"我的手有点凉，请您担待一下。" "请问您之前是否有晕针、晕血的情况。" "您吃过饭了吗？"　"主食吃了吗？"　"如果不吃主食/饭会容易低血糖。" "您看是扎左手还是右手？" "我要扎针了，很快就好。"　"会有一点疼，马上就好。" "请按压棉棒2～3分钟，不要揉搓。"

流程二 初体检

工作内容与操作标准　　**责任岗：服务台**

责任岗 ▶流程　 1.1迎宾落座 ▷ 1.2确认与征询 ▷ 1.3基础检查 ▷ **1.4送别**

	操作标准	话术参考
初检	• 主动起立，以30°鞠躬礼或点头礼微笑送别	"我现在开始检测，大概需要3分钟，请您到休息区稍等一下，谢谢。"
志愿者	• 协助献血者去休息区休息	"您这边请。"

流程二 初体检

工作内容与操作标准　　**责任岗：服务台**

物理触点标准参考

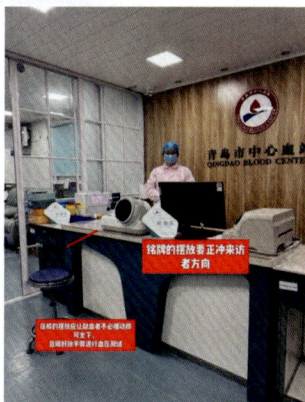

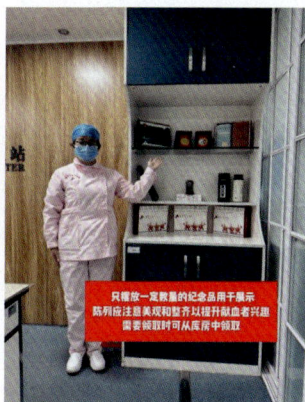

铭牌的摆放要正冲来访者方向

座椅的摆放让献血者不必搬动椅子坐下，且随时准备进行血压测试

只摆放一定数量的纪念品用于展示陈列应注意美观和整齐以提升献血者兴趣需要领取时可从医房中领取

工作内容与操作标准

特殊情况应对

- 根据征询结果，如有不符合献血标准的献血者，应进行委婉告知并解释原因。
- 如对方未通过征询导致不能献血，应安抚其情绪，指导其预约下一次的时间，以转移其注意力。
- 如体检不合格，可以帮助献血者再测量两次。如仍然不合格，请委婉告知结果，不要直接说"不合格"。
  -参考话术："您血压/心率数据不太好，是不是刚刚来的时候有点急？我再帮您测两次看看，请调整情绪，放松。"
- 如多次测量仍不合格，请委婉告知。
  -参考话术："数据好像还是不稳定，离我们的要求有些差距，为了您的健康，我们建议暂缓献血，您看是否要休整几天？"
- 保证只有一位献血者在初检区，以确保征询的私密感，必要时对献血者进行疏导和解释。
- 沟通时应与献血者"共情"——以热情欢迎，对方的检测结果好则满怀欣喜，对方的检测结果不好则满怀遗憾和安慰，并告知献血者可能的原因。
- 操作过程中应保持交流，语言应轻松、幽默，以减少献血者的紧张感。
- 初检采血后的致谢很重要，这可以让献血者感到被重视。
- 志愿者应在征询献血者意愿后根据其意愿进行操作，如献血者不需要帮忙拿衣物，则尊重其选择。

流程三

▶ 采血

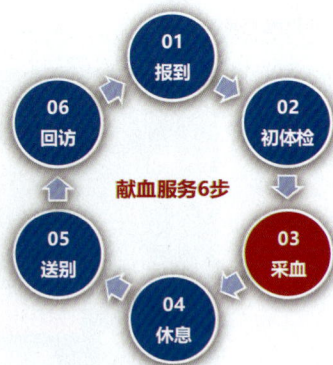

流程三 采血

流程目标及客户期望　　**责任岗：采血**

客户期望

- 我希望操作区专业、卫生，这会让我感觉安心。
- 我希望采血过程舒适、放松和愉悦。
- 最好主动提前告知相关服务。
- 血液的流出让我略感害怕，如果能及时给我温水、糖等物品，我会感觉舒适。
- 如果在采血的漫长过程中还能拍照留念或得到有纪念意义的物品，那会让我充满期待。

为什么该环节对我及献血者如此重要？

- 我知道对献血者来说，最重视的就是自身安全，因此他们在这个环节中会更多地关注卫生、专业、细心等要素。
- 我知道面对采血，献血者会觉得不安，因此，我要多沟通、多交流、多倾听，以此减轻他们的焦虑。
- 我相信走动服务和主动服务可以让献血者更有被关心的感觉。
- 我知道虽然献血的时间只有5～10分钟，但是等待时间很长，我会根据献血者的需求，尽可能提供更多服务，以满足其个性化需求（如主动为他们拍照、聊天），让他们在等待时感到愉悦。

流程三 采血

流程概览　　**责任岗：采血**

责任岗 ▶ 流程	1.1 迎宾	1.2 采血前准备	1.3 采血与服务	1.4 送别
采血	· 热情迎宾 · 确认献血者身份和献血量	· 做好采血准备	· 走动服务、主动服务 · 关爱服务 · 拍照服务	· 根据献血者需求打印献血证并致送 · 确认献血者无碍后搀扶其起身，交接给服务岗
志愿者	· 走动服务，协助处理突发事件 · 每位献血者都要关照至少一次			
工具	· 扫码机、平板电脑		· 手举板	· 献血证

201

流程三 采血

工作内容与操作标准 **责任岗：采血**

责任岗 ▶ 流程	**1.1迎宾**	**1.2采血前准备**	**1.3采血与服务**	**1.4送别**

	操作标准	话术参考
采血	• 礼宾站姿、以15°鞠躬礼微笑问候 • 核对献血者，请献血者选择献血量并进行采血前评估	"您好，是XX先生/女士吗？您的检测合格，可以采血了，您这边请。"

流程三 采血

工作内容与操作标准 **责任岗：采血**

责任岗 ▶ 流程	**1.1迎宾**	**1.2采血前准备**	**1.3采血与服务**	**1.4送别**

	操作标准	话术参考
采血	• 问询之前有无特殊情况（如晕针、晕血）	"请问之前献血是否出现过特殊情况？"
	• 询问献血者的饮食及休息情况	"请问您早上/中午吃主食了吗？" "请问您昨天晚上休息的怎么样？"
	• 协助调整座椅	"请您选择一个座位。" "请坐。" "我帮您调整一下座椅角度，这样献血时会比较舒适。"
	• 确认献血量	"您这次的献血量是多少？" "目前献血量有400ml、300ml和200ml。国家规定，体重45千克以上就可以献400ml血。" "您也献400ml吗？"

流程三 采血

工作内容与操作标准　　责任岗：采血

责任岗 ▸ 流程	1.1迎宾	1.2采血前准备	**1.3采血与服务**	1.4送别

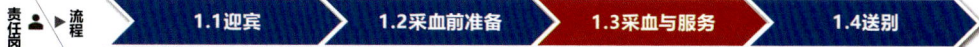

	操作标准	话术参考
采血	• 消毒穿刺，提醒献血者献血过程中的注意事项	"现在就开始采血了。" "现在消毒，有点凉。" "扎针有点疼，不过马上就好，如果害怕可以不看。" "请注意伸直胳膊，不要弯曲，以免鼓针，可以适当平移活动。" "采血时间是5~10分钟，有什么需要您随时叫我。"
	• 及时观察、主动询问献血者的需求及献血者的感受，适时给予回应和关怀 • 给有需求的献血者拍照（多拍几张，询问女性是否需要用美颜相机，询问对方需要的拍照角度，提醒对方有拍照板） • 多关注初次献血者和女性献血者的情绪	"刘先生，感觉还好吗？" "需要帮您拍张照片，做个纪念吗？" "您看这个手举牌喜欢吗？" "您看拍得怎么样，如果不合适，我再帮您拍。"
	• 按需发放献血证，询问献血者是否需要纸质献血证，如需要则主动打印并双手致送	"刘先生您好，需要给您打印纸质的献血证吗？您也可以通过微信公众号或者全国电子献血证平台查询电子献血证。" "刘先生您好，这是您的献血证，请收好。"

流程三 采血

工作内容与操作标准　　责任岗：采血

责任岗 ▸ 流程	1.1迎宾	1.2采血前准备	1.3采血与服务	**1.4送别**

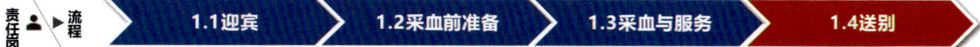

	操作标准	话术参考
采血	• 提醒献血者采血结束，询问献血者感受并给予感谢，拔针、捆弹力绷带，介绍献血后的注意事项，协助献血者整理好衣袖 • 提醒献血者休息一会儿再起身，以免头晕	"采血已经结束了，您感觉还好吧？" "我准备帮您拔针了。" "请注意按压，这个绷带需要15~20分钟再摘掉。" "里面的创可贴4个小时后摘掉，针眼24小时不要沾水，今晚早点睡觉，不要熬夜。" "请您再休息几分钟，以免头晕。"
	• 确认对方身体状态 • 送至休息区与服务岗/志愿者交接，叮嘱献血者情况 • 向献血者致谢和告别	"您感觉怎么样？" "请您在休息区休息一下，过15~20分钟再走。" "刘先生状态挺好。" "刚刚他有点晕/献血反应，请帮忙照顾一下，谢谢。" "如有不适，请随时联系我们。"

流程三 采血

工作内容与操作标准 　　**责任岗：采血**

物理环境参考

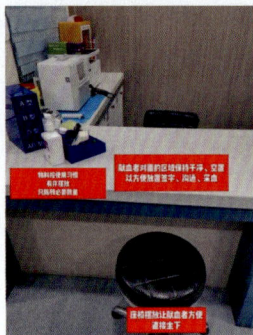

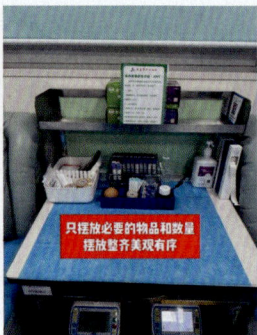

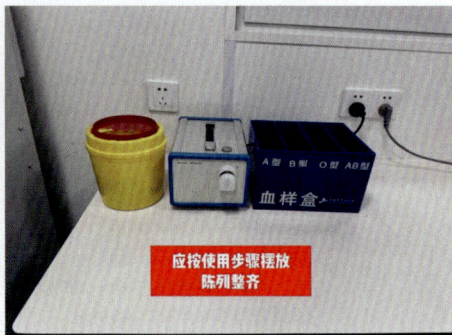

流程三 采血

工作内容与操作标准 　　**责任岗：采血**

特殊情况应对

- 与献血者保持沟通和交流，使用轻快、活泼和幽默的语言，以缓解献血者的紧张情绪（贯穿整个采血过程）。
- 穿刺失败时："十分抱歉刘先生，这次扎针没扎好，您看是改天再献血还是换个胳膊再试试？""实在抱歉！"
- 出现轻微献血不适症状时，可以指导献血者做深呼吸，帮忙递纸巾擦汗。

  "请您放松，献血很快就结束了。请您做深呼吸动作，现在感觉好点了吗？"
- 绷带摘除过早导致针眼处渗血时，立刻帮忙按压止血，用碘伏棉签消毒，在操作过程中向对方解释原因。

  "刘先生，不要担心，我帮您消毒再把绷带绑上，过15～20分钟后再摘掉。过几天胳膊这里可能会有出青的情况，就像撞到了一样，有点痛，但不用担心，一般半个月就恢复了。如有不适，请随时与我们联系。"

流程四

▶ 休息

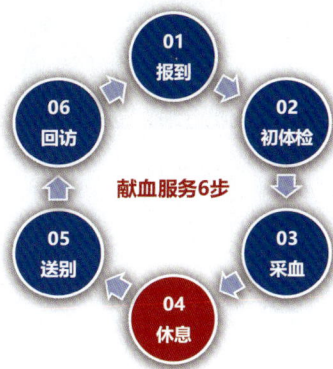

献血服务6步

- 01 报到
- 02 初体检
- 03 采血
- 04 休息
- 05 送别
- 06 回访

流程四 休息

流程目标及客户期望　　**责任岗：服务岗**

客户期望

- 我刚刚捐献了很多血，我觉得有些虚弱，我想得到贴心的服务，如吃点东西、喝点有营养的饮品。我还想得到专业的恢复指导。
- 我很着急，要尽快离开。

为什么该环节对我及献血者如此重要？

- 我知道这个环节对献血者重复献血和感召献血至关重要，而且他们的需求通常比较急切。
- 我会为献血者提供超过他们预期的优质服务，让他们感觉温暖舒适。
- 在这个环节，专业的操作也非常重要，这会让献血者感到安心。

流程四 休息

流程概览　　责任岗：服务台/志愿者

责任岗 ▶ 流程	1.1引导入座	1.2介绍政策	1.3推荐微信公众号	1.4观察提醒
服务台	• 热情引导 • 协助落座	• 为首次献血者介绍献血政策	• 引导献血者关注微信公众号和学习使用查询相关信息	• 观察献血者状态 • 提醒时间
志愿者		• 协助服务岗		
工具		• 献血政策宣传页/册	• 微信公众号二维码	

流程四 休息

工作内容与操作标准　　责任岗：服务台/志愿者

责任岗 ▶ 流程	**1.1引导入座**	1.2介绍政策	1.3推荐微信公众号	1.4观察提醒

	操作标准	话术参考
服务台/志愿者	• 主动引导献血者落座 • 协助放好个人物品 • 提醒献血者15～20分钟后解开绷带 • 询问献血者是否需要食品和饮料，并根据献血者意愿提供	"您请这边坐。" "这次献血感觉样？挺好的吧？" "请在这里休息15～20分钟，有任何需要请随时叫我。" "需要我帮您倒杯水吗？" "请问您需要吃点饼干吗？"

流程四 休息

工作内容与操作标准　　**责任岗：服务台/志愿者**

| 责任岗 ▶ 流程 | **1.1引导入座** | **1.2介绍政策** | **1.3推荐微信公众号** | **1.4观察提醒** |

	操作标准	话术参考
服务台/志愿者	• （新）主动提供献血政策宣传材料，并根据献血者的意愿进行相关说明	（新）"这是献血的相关政策，您可以看看。"

流程四 休息

工作内容与操作标准　　**责任岗：服务台/志愿者**

| 责任岗 ▶ 流程 | **1.1引导入座** | **1.2介绍政策** | **1.3推荐微信公众号** | **1.4观察提醒** |

	操作标准	话术参考
服务台/志愿者	• 引导献血者关注微信公众号，介绍微信公众号的功能和使用方法	"请问您关注青岛市中心血站的微信公众号了吗？" "您可以扫这个二维码关注青岛市中心血站的微信公众号，上面可以查询献血预约、献血记录、累计献血量等信息。"

流程四 休息

工作内容与操作标准　　**责任岗：服务台/志愿者**

| 责任岗 ▸ 流程 | 1.1引导入座 | 1.2介绍政策 | 1.3推荐微信公众号 | 1.4观察提醒 |

	操作标准	话术参考
服务台/志愿者	· 主动询问献血者是否需要帮助解除绷带	"时间差不多了，弹力绷带可以摘掉了，需要我帮您摘吗？" "感觉都挺好的吧？"

流程四 休息

工作内容与操作标准　　**责任岗：服务台/志愿者**

特殊情况应对

· 午餐时间提醒献血者正常饮食，可以多喝点汤。

· 协助观察献血者状态，如有不良反应，及时联络工作人员（主班）处理。

流程五

▶ 送别

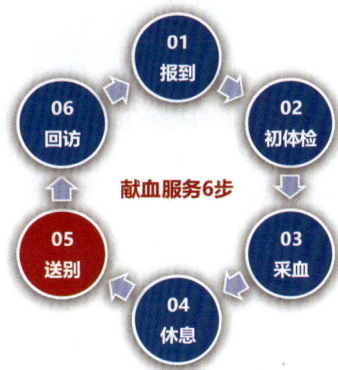

献血服务6步

- 01 报到
- 02 初体检
- 03 采血
- 04 休息
- 05 送别
- 06 回访

流程五 送别

流程目标及客户期望　　　**责任岗：接待/服务台**

客户期望

- 我刚刚献了很多血，我觉得有些虚弱，我希望大家也能认可我的付出、重视我的身体健康。

为什么该环节对我及献血者如此重要？

- 我知道这个环节对献血者重复献血和感召献血至关重要，我会让献血者感觉到我非常关心他们的感受和身体健康，也会让他们充分感受到我们对他们的感激和认可。

流程五 送别

流程概览　　**责任岗：接待/服务台**

责任岗 ▶ 流程	1.1发放纪念品	1.2叮嘱送别

服务台	• 发放纪念品 • 提醒献血者休息及注意事项	• 热情送别
接待	• 协助分流人群 • 人多时协助送别	
工具	• 纪念品登记本	

流程五 送别

工作内容与操作标准　　**责任岗：接待/服务台**

责任岗 ▶ 流程	1.1发放纪念品	1.2叮嘱送别

	操作标准	话术参考
接待/服务台	• 为献血者发放纪念品 　-向献血者展示和介绍纪念品 　-待对方选择后双手致送，请献血者签字确认	"这里是我们为您准备的献血纪念品。您看喜欢哪个？" "好的，我帮您装起来，请收好。" "请在这里签字，谢谢您。"

流程五 送别

工作内容与操作标准　　　　**责任岗：接待/服务台**

责任岗 ▶ 流程	1.1发放纪念品	1.2叮嘱送别

	操作标准	话术参考
接待/服务台	• 带献血者拿取存放的衣物 • 提醒献血者当日注意事项 • 对初次献血者要多叮嘱几句	"别忘了您的外套/包。" "注意半小时内献血的胳膊不要提重物。" "绷带20分钟后就可以摘掉，创可贴4个小时后摘掉，针眼24小时不沾水。今天别做剧烈运动，今晚早点休息。" "回去多喝些水，可以多吃一点肉类和绿色蔬菜。" "这边有瓶装水，您需要带一瓶路上喝吗？"
接待	• 致谢 • 送别	"再次感谢您的爱心，下次见。"
	• 如果忙可以送到门口；如果不忙应该送出门外，挥手至看不到对方	"我送您。" "您这边请。" "您慢走。" "请注意台阶。" "再见。"

流程六

▶ 回访

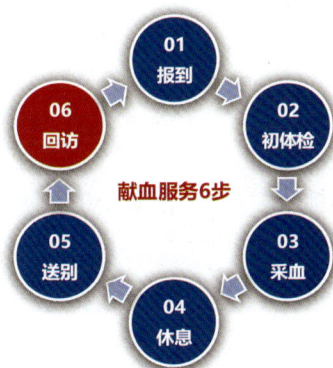

献血服务6步

01 报到
02 初体检
03 采血
04 休息
05 送别
06 回访

流程六 回访

流程目标及客户期望　　**责任岗：外采/社会服务部**

客户期望

- 我希望我的行为被不断认可；能及时告知我，我捐献的血液的去向及用途。
- 我很喜欢献血的周期性提醒，这会让我觉得献血很有价值。

为什么该环节对我及献血者如此重要？

- 我相信献血者需要被认可，因此我会在献血当日及可以再次献血时发送提醒。
- 我对献血者的态度是"感恩"，因此我会从"感恩"的角度来撰写和发送信息。
- 我知道献血者很关心自己的血液检测是否合格，因此检测结果出来后我会尽快告知。
- 我知道献血者很关心自己的血液流向，因此我会及时告知每一份血液的动向。

流程六 回访

工作内容与操作标准　　**责任岗：外采/社会服务部**

序号	工作流程	服务标准	服务话术
1	献血后	以短信/微信公众号弹窗(可以实现弹窗时)的形式发送。献全血后10分钟发送	刘先生您好，感谢您的热血奉献！温馨提醒：弹力绷带20分钟后摘掉，创可贴4小时后摘掉，24小时内针眼不沾水，24小时内不要做剧烈运动或重体力劳动。献血后有任何不适或意见建议，请拨打服务热线：96606。青岛市中心血站祝您生活愉快！
		应在24小时内完成特殊群体(如献血反应者)一对一回访	刘先生您好，我是青岛市中心血站工作人员，您今天献血时出现不舒服的感觉，现在感觉怎么样了？再次感谢您的爱心，就不多打扰了，祝您生活愉快！
2	血液通过检查	以短信/微信公众号弹窗(可以实现弹窗时)的形式发送。血液检测不合格时应一周内电话告知(96606)	血液检测通过时：刘先生您好！感谢您参加无偿献血，经血液检测您捐献的血液符合国家标准，将用于临床，感谢您的爱心奉献！服务热线：96606。 检测不合格电话通知献血者：刘先生您好，很抱歉通知您，经检测您捐献的血液XX项不符合国家血液标准的要求。请不要紧张，结果不合格仅表明捐献的血液不符合国家血液标准的要求，不能用于临床病人的救治，不作为感染或疾病的诊断依据。
3	血液被使用	以短信/微信公众号弹窗(可以实现弹窗时)的形式当日发送	刘先生您好！您捐献的血液已发往青岛市XX医院。无偿献血，无上光荣，感谢您献血救人，护佑生命。服务热线：96606。
4	周期性献血提醒	以短信/微信公众号弹窗(可以实现弹窗时)的形式发送	如果期满未来献血，发短信提醒：距离您上一次捐献血液已经过去半年/一年。 刘先生您好：每份血液都是赠与生命的礼物，如您身体健康、时间允许，期待与您再次相见。服务热线：96606。青岛市中心血站祝您生活愉快！

标准四

献血服务可视化操作标准（团体招募）

献血服务可视化操作标准（**团体招募**）

目录

手册概述

手册目标

以"精准招募+精致服务"打造"热血真情"的服务体验！

- 通过本手册的使用实现：**组织团体收获惊喜服务，招募者减少招募阻碍，献血者充分感受到血站的温暖和关爱。**
- 汲取相关经验为血站的团体招募工作人员提供全面的工作流程及标准指导，使我们在开展业务时能为用户创造更高的满意度。
- **精准招募**：通过深入研究团体招募各利益相关群体在组织献血工作中的"痛点、痒点"，精准设计沟通话术和招募推动策略，消除组织者的顾虑和疑惑，让招募活动变得更加容易，甚至主动组织。
- **精致服务**：从利益相关群体的"痛点、痒点"出发设计各环节的触点体验，关注细节、强化标准，让组织者感觉组织献血并非难事且收获超出预期，最终成为忠实的献血组织者；让献血者通过体验愿意持续献血；让团体管理者愿意长期组织献血活动；通过一次献血体验推动参与者愿意推荐潜在献血团体参与团体献血。
- 凸显血站**"热血真情"**服务品牌。

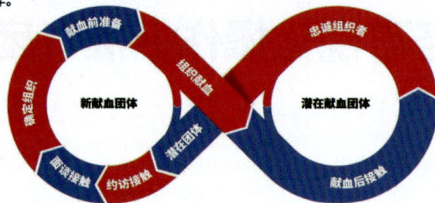

手册概述

手册执行意义

实施标准的流程，超越用户的期待。

- 随着中国消费者健康管理理念的成熟，"体验的满意度"日益成为大家关注的焦点。
- 良好的体验能提升用户对血站的满意度和忠诚度。
- 本手册以用户需求为中心，让团体招募工作人员更好地了解用户需求，为管理层和员工提供统一的行动指南和标准。
- 本手册提供了一系列方法、经验和技巧，帮助团体招募工作人员提高把握用户"痛点、痒点"机会的能力，让招募变得更轻松和顺利。
- 与用户的每次接触都是创造用户满意的机会，这是因为我们的工作方式超出了他们的期望，尤其是在细节上更能体现青岛市中心血站力求打造中国血站服务标杆的决心。

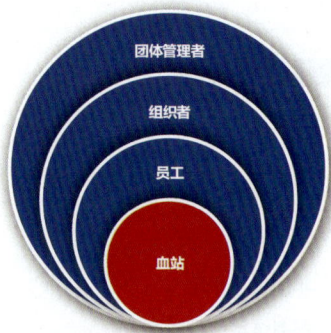

团体无偿献血的利益相关者（用户）

手册概述

服务体验流程指导原则

本手册的核心操作流程基于**NBS（需求导向营销体系）**和**CBI（服务设计模型）**，借助其他行业的经验总结，展现一线员工和管理层在服务体验的每个阶段中需要进行的多种专业活动，其内容主要覆盖献血团体招募和组织采血服务。

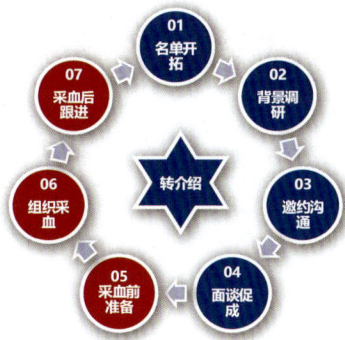

整体设计思路

- 流程分两部分：
  - **精准招募**：流程一至流程四，包括精准开拓优质名单、精心进行背景调研、结合所有利益相关群体（而不只是组织者本人）的利益需求制定"攻关"策略、以用户需求为导向的精准沟通，以推动对方愿意主动组织献血活动。
  - **精致服务**：流程五至流程七，包括团体献血前、中、后的完整服务，通过"10+3+9"的服务，让组织者感觉**组织容易、推动轻松、实施放心、收获暖心**，让献血者收获温暖且专业的服务，凸显无偿献血对团体管理者的作用，以推动其愿意持续参与和支持献血活动。
- 流程是一个闭环，每次采血结束后的跟进都应该是新流程的开始。
- 应在每个环节都主动争取转介绍。

指导思想

- **推动组织者愿意组织献血活动**，从"痛点、痒点"出发，巧妙地解决所有"痛点"需求，消除组织障碍、创造惊喜、触发"痒点"。
- **推动组织者愿意持续组织献血**，给参与献血的**员工以好的体验、给组织者以好的经验、给团体管理者以好的印象**，甚至**超出预期的惊喜**，这样才能保证献血活动长久地开展下去。

手册概述

服务体验流程总览

通过概览服务体验主要标准流程和步骤，各相关部门可以通览各环节的配合与操作关系。

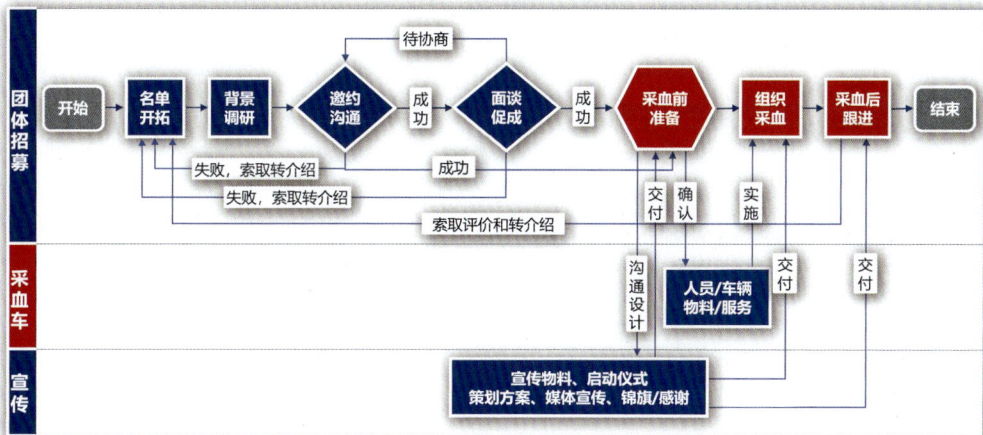

手册概述

服务体验流程总览

通过概览服务体验主要标准流程和步骤，各相关部门可以通览各环节的配合与操作。

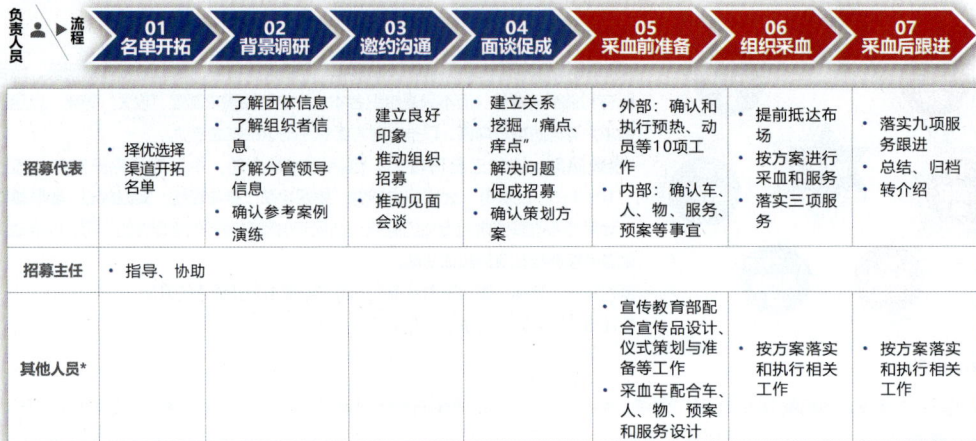

负责人员 / 流程	01 名单开拓	02 背景调研	03 邀约沟通	04 面谈促成	05 采血前准备	06 组织采血	07 采血后跟进
招募代表	· 择优选择渠道开拓名单	· 了解团体信息 · 了解组织者信息 · 了解分管领导信息 · 确认参考案例 · 演练	· 建立良好印象 · 推动组织招募 · 推动见面会谈	· 建立关系 · 挖掘"痛点、痒点" · 解决问题 · 促成招募 · 确认策划方案	· 外部：确认和执行预热、动员等10项工作 · 内部：确认车、人、物、服务、预案等事宜	· 提前抵达布场 · 按方案进行采血和服务 · 落实三项服务	· 落实九项服务跟进 · 总结、归档 · 转介绍
招募主任	· 指导、协助						
其他人员*					· 宣传教育部配合宣传品设计、仪式策划与准备等工作 · 采血车配合车、人、物、预案和服务设计	· 按方案落实和执行相关工作	· 按方案落实和执行相关工作

*其他人员指参与本项服务的辅助人员，包括宣传教育部、采血车等。

手册概述

手册使用指南

本手册对服务体验流程体验的各环节提出了相应的规范和要求，其中核心内容包括：

· 说明执行该流程的意义、目的和客户期望。
· 说明适用流程执行的路线总图、关键动作、规范标准、适用对象(与服务体验相关的管理层和员工)等。
· 本手册应与各附件配合使用。

流程目标及影响	——实施本流程后将实现怎样的目的和意义，对用户满意度造成的不同结果 ——	
用户期望	——本流程中用户所期望听到的、感受到的和经历到的体验 ——	
工作内容与操作标准	——展现流程中各岗位人员的行动要点、操作标准及所使用的相关工具 ——	

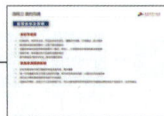

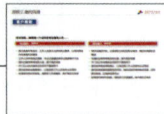

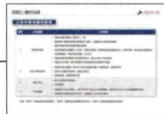

手册概述

招募人员行为准则

为使我们在开展业务时为用户创造更高的满意度，招募人员必须整体上具备专业的素养，下列规范是成功的要素。

- 按要求着青岛市中心血站职业服装，佩戴指定饰品。
- 穿着干净、整洁，展现个人职业形象，精神饱满。
- 头面部、行为和语言要求按《青岛市中心血站服务人员形象标准》执行。
- 时刻保有对无偿献血事业的认同感，也包容对方的不理解甚至抵触心理。
- 心怀"普及无偿献血"的使命感，尊重对方不组织或拒绝组织的权利。
- 具备丰富的专业知识，主动用通俗易懂的方式让用户了解无偿献血的益处和价值。
- 表达诚信、言语踏实，准确把握用户的沟通节奏，不给用户造成任何压力，展现亲和力。
- 积极倾听，运用开放式工作方法挖掘用户的需求，识别"痛点、痒点"。
- 理解并遵循标准流程，确保客户享受到始终如一的卓越献血服务体验。

流程一

▶ 名单开拓

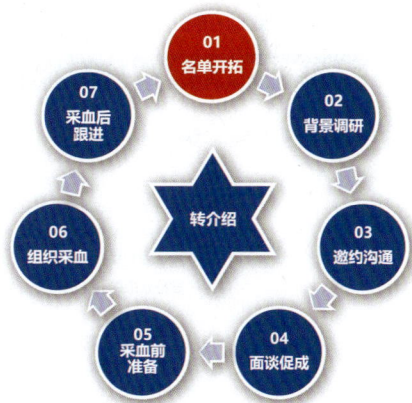

流程一 名单开拓

流程目标及影响

本环节目标

- 保持名单开拓的习惯，确保有充足的名单储备。
- 优选成功率高的开拓方式，提高开拓效率。

实施本流程的影响

- 充足、优质的名单储备是献血工作的重要保障。
- 亲缘旧故和转介绍是最优质的候选名单，要让转介绍像"呼吸"一样自然。
- 陌生拜访被拒绝的可能性高，非必要不使用。

流程一 名单开拓

名单类别

按开拓方式分为三类。

序号	开拓方式	解读	开拓难易程度
1	亲缘旧故	包括亲戚、朋友、同学、同事等，有比较深厚的信任基础	最容易
2	转介绍	• 通过亲缘旧故或现有的团队用户进行的转介绍，所以有较好的信赖关系 • 转介绍是最为重要的名单开拓渠道，要争取做好每一次与用户的接触和服务，并主动索取转介绍 • 要把索取转介绍的行为变得像"呼吸"一样自然，以保证名单库的充盈	较容易
3	陌生拜访	如通过媒体、网络等渠道发现某个团体举行公益活动，可以通过社交媒体、网络搜索电话进行联系。这种渠道没有信赖基础，容易被拒绝	最困难

流程一 名单开拓

名单类别 按客户群体属性将其分为六类。

层级	招募难易	群体	关键点	利益点	血站提供的支持
A级	易招募	大中专院校	• 主题日活动策划 • 帮助相关院校提高学生参与度	• 学生关注：社会实践、德育分、成人纪念、个人发展等	• 协助组织大学生社团活动，如知识竞赛、海报设计大赛、素质拓展训练 • "青春热血燃"品牌活动 • 成人礼纪念策划和纪念品
B级	易招募	街道/社区、乡镇	• 主题日活动策划 • 推动更多适龄市民参与 • 上级文件政策	• 组织关注：荣誉称号、活动素材、主题日活动 • 市民关注：献血助人、政策支持、纪念品	• 美丽乡村爱心驿站 • 市卫健委/市精神文明办/市红十字会的表彰
C级	易招募	各级党政机关、企事业单位、医疗机构、银行等	• 上级文件政策 • 主题日活动策划	• 组织关注：荣誉称号（青年文明号、巾帼英雄岗）、活动素材、主题日活动内容 • 员工关注：献血助人、荣誉、政策、福利、个人发展	• 年度团体无偿献血工作会 • 市卫健委/精神文明办/红十字会的表扬
D级	较易招募	各类兴趣团体	• 团体活动策划 • 主题日活动策划	• 献血助人 • 荣誉称号	• 荣誉称号 • 宣传报道
E级	较难招募	各类社会团体	• 团体活动策划 • 主题日活动策划	• 荣誉称号 • 主题日活动	• 荣誉称号 • 宣传报道
F级	不易招募	民营企业等	• 团体活动策划 • 主题日活动策划	• 荣誉称号 • 主题日活动	• 荣誉称号 • 宣传报道

注：主题日活动是指某一时间节点该组织有组织活动的需求，时间节点包括党团纪念日、国际妇女节、国庆节、五四青年节、"九一八"纪念日等。

流程二

▶ 背景调研

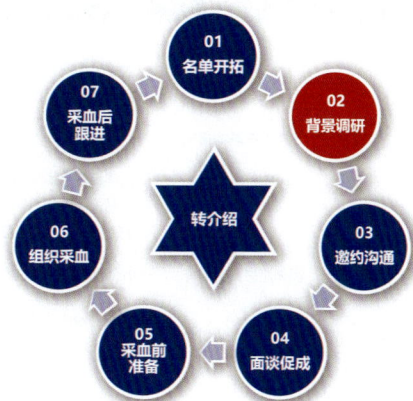

流程二 背景调研

流程目标及影响

本环节目标

- 充分了解候选团体的情况，为约访做好准备。
- 提前准备可参考的行业案例。
- 预判对方组织者的"痛点、痒点"，提升招募成功率。

实施本流程的影响

- 知己知彼，才能百战不殆。
- 没有准备的或者准备不充分的招募沟通，都会导致前功尽弃。

流程二 背景调研

工作内容与操作标准

序号	工作流程	工作内容
1	了解客户基本情况	• 名单来源：是亲缘旧故、转介绍还是陌生拜访 • 对接人情况：职位、任职年限、之前对献血/公益活动的态度 • 分管领导情况：职位、任职年限、之前对献血/公益活动的态度 • 与上级主管部门、团体或系统的隶属关系 • 团体的组织结构、员工基本情况、与献血相关的组织文化、对献血的认知情况 • 团体全称、团体地址及所属区域、团体性质、团体规模、过往背景、相关业务、团体下设子公司及同行相关团体情况等，是否可通过金宏网或官方网站查询 • 调取记录，确认该团体组织献血的历史情况；如有中断，应确认中断原因
2	团体献血案例准备	• 针对团体所在地区和行业，准备团体献血案例，用于激发其兴趣、切入话题及挖掘需求
3	招募组召开研讨会	• 讨论针对该客户的电话约访沟通策略和应对预案 • 进行角色演练

流程三

▶ 邀约沟通

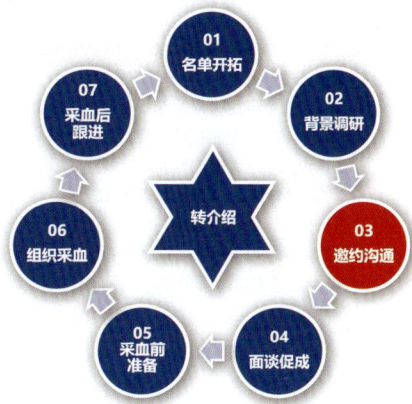

07 采血后跟进 · 01 名单开拓 · 02 背景调研 · 转介绍 · 03 邀约沟通 · 06 组织采血 · 05 采血前准备 · 04 面谈促成

流程三 邀约沟通

流程目标及影响

本环节目标

- 标准规范能体现专业性，符合血站官方定位，增强对方信任、打消疑虑，从而降低被拒绝的可能性。
- 解答团体组织者的疑问，让其了解无偿献血。
- 挖掘团体各利益相关群体的需求（痛点、痒点），激发团体组织者组织献血的意愿。
- 如有可能，争取通过初次沟通促成献血活动。
- 如不能通过电话或微信促成，就尝试邀约面谈。

实施本流程的影响

- 本环节是团体与我们接触的开始，给对方以好的服务体验最为重要。
- 每句话都应致力于建立良好的印象、提升对方面谈的兴趣，以提升约访的成功率。
- 用心的分析和事前准备有助于成功约访。
- 被拒绝是正常的，应致力于让交谈继续下去，可以冷静地分析拒绝的理由并给予精准处理，这有助于扭转对方对组织献血的看法。

流程三 邀约沟通

客户期望

在本流程中，我需要这样一个专业的服务人员。

电话邀约，我希望：

- 拨打或接听电话时，工作人员表现出较高的职业素养，让我能够提升对他的好感度和信任度。
- 工作人员表达清晰、专业，让我愿意听下去。
- 预约过程简单、高效，语言有礼貌。
- 开门见山地告诉我通话的目的，而不要绕圈子。
- 预约结束前与我确认，让我觉得工作人员专业且周到。
- 如果预约的时间距现在较长，请提前几天提醒我，我不想忘记承诺。

微信邀约，我希望：

- 从微信沟通开始，让我感觉到较高的职业素养，提升我的好感度和信任度。
- 沟通的过程简单、高效，语言有礼貌。
- 开门见山告诉我沟通的目的，而不要绕弯子。
- 邀约结束前与我确认，让我觉得工作人员专业且周到。
- 邀约结束前向我索取电话号码，确保后续可使用电话沟通，这样更加高效，也让我感觉更专业。
- 如果预约的时间距现在较长，请提前几天提醒我，我不想忘记约定。

流程三 邀约沟通

工作内容与操作标准

序号	工作流程	工作内容
1	邀约前准备	· 准备沟通记录表、笔等工具 · 再次查看用户资料，回顾研讨会制定的策略 · 重新审视可参考的团体献血案例 · 电话沟通前应调整个人状态、姿势和表情；保持标准坐姿或者站立，面带微笑；禁止拨打电话时吃东西和喝水；确认通话空间安静、无干扰 · 微信沟通时应保持对对话框的关注，杜绝说完一句就消失的情况 · 保持心态平静，避免在焦躁和心情低落的状态下进行沟通
2	电话/微信沟通	· 按话术进行沟通，促成组织招募 · 如本次沟通不成功，就转向促成面谈 · 如被拒绝，就索取转介绍
3	确认挂机	· 确认约访时间和地点 · 结束预约
4	行前提醒	· 提前半天与对方确认，如下午拜访可以上午电话提醒，明天拜访可以今天电话提醒和确认 · 如果离预约的时间较长，要提前1~2天与对方再次确认

流程四

▶ 面谈促成

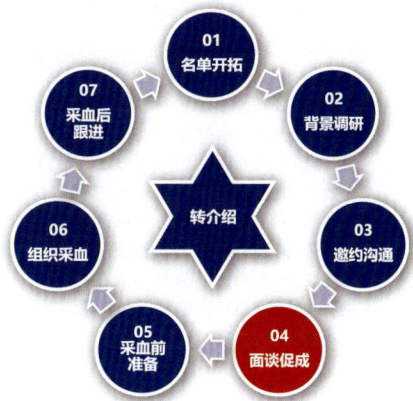

流程四 面谈促成

流程目标及影响

本环节目标

- 了解献血团体的情况，挖掘团体各级利益相关者（组织者/员工/管理者）的需求，明确哪些因素会影响其参与献血，哪些因素会是组织献血工作的障碍。
- 基于用户的"痛点"和"推动愿意组织"的目标，讲解无偿献血的益处和政策。全面讲解能够打消各利益相关群体的疑虑，进而消除组织献血工作的障碍。
- 创造为团体提供"惊喜服务"的机会。
- 适当增加面谈的时间以提高招募的成功率。

实施本流程的影响

- 面谈是第一次与组织者面对面接触，这会直接影响其参与组织献血活动的意愿。
- 良好的第一印象和充分的准备能提升面谈的成功率。
- 充分听取对方的需求将有助于设计高满意度的献血方案，提高团体献血的招募成功率和团体的满意度。
- 基于用户"痛点"的沟通可以让用户觉得我们高效且专业。
- 基于"推动愿意组织"目标的回答方式有助于继续沟通。

流程四 面谈促成

客户期望

在本流程中，我需要这样一个专业的服务人员。

面谈促成，我希望：

- 不要一开始就夸夸其谈，要有服务意识，而不是推销产品，要听听我的意见。
- 拥有良好形象、亲和力、专业度和沟通技巧，让我愿意聊下去。
- 能开门见山地告诉我面谈的目的，并很快阐述组织献血活动与团体各利益相关者的利益关系。
- 不要"打官腔、说官话"，沟通过程要让我感觉舒适、自然，是一次"愉快的聊天"。
- 对我和团体的情况很熟悉，甚至对团体之前的组织情况也很熟悉，让我能做好组织工作。
- 能认真聆听我的需求，解决我的"痛点"，让我感觉组织献血很简单，员工也愿意积极参与。同时，该活动有可能成为我的工作亮点，让我愿意主动推进。
- 招募人员拥有良好的专业知识，能客观地解决我的疑惑。

流程四 面谈促成

工作内容与操作标准

使用**"2—8—2"法则**（按时间比例：开场寒暄20%，结束道别20%，其他时间用于业务沟通）进行面谈沟通，既不失温度又保证了业务沟通的效率。

序号	工作流程	工作内容
1	寒暄破冰	• 寒暄开场：可以以赞美、天气等主题开场 • 切入正题：携带随手礼，以时下某公益活动为话题切入正题
2	切入介绍献血	• 聆听组织者和团体管理者/直属领导对组织献血的态度，挖掘该团体组织献血的"痛点、痒点" • 从各利益相关者的角度全面介绍无偿献血的利益点和价值点，告知团体献血服务的"10+3+9"服务结构 • 聆听和处理相关问题
3	推动组织献血	• 推动组织者确认组织献血的时间 • 如果推动成功，就转到流程五，策划相关事宜 • 如果组织者需要向领导汇报后再决定，争取帮助其撰写方案，并约好时间回访 • 如果组织者拒绝，应表示理解并表达感谢，并索取转介绍
4	确认结束	• 添加微信以保持长期联络 • 致谢并告别

流程五

▶ 采血前准备

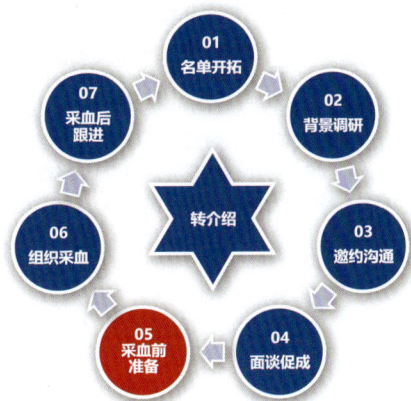

流程五 采血前准备

流程目标及影响

本环节目标

- 帮助团体献血做好充分的准备，让参与献血的团体可以体验到优质的献血服务，让组织者放心和安心。
- 受到献血员工和团体管理者的好评，让组织者觉得献血活动的价值超出预期。
- 使用标准化表单，向献血团体组织者一次性说明所有事项并沟通确认，让对方感觉到专业，也降低操作者出现失误的可能性。
- 让组织者感觉服务"超出预期"。

实施本流程的影响

- 获得组织献血的承诺后，这是第一次交付实施，这个环节是否专业高效，是否让组织者省心、放心甚至感觉"惊喜"，将决定组织者是否愿意全力以赴支持无偿献血和坚持组织团体献血。
- 与血站内部的沟通和准备是否充分、信息传递是否到位，将影响现场服务的呈现，进而影响组织者的好评度和满意度。
- 应急预案的准备是否落实到位，将影响现场的服务满意度和安全性，进而影响组织者的忠诚度。

流程五 采血前准备

客户期望

在本流程中，我需要这样一个专业的服务人员。

采血前准备，我希望：

· 使用专业工具表单一次性向我方工作人员讲解清楚，让我感觉高效、专业和**放心**。

· 为我提供所有必须的工具、帮助我部署相关准备工作，这让我感觉血站十分配合，我很**省心**。

· 不仅考虑到做好现场服务的方法，还考虑到如何帮助我向上传递、向下宣导，这让我感觉非常**开心**。

· 有各种突发情况和应急预案准备，这让我很**安心**。

流程五 采血前准备

工作内容与操作标准

十个" 一 "

一份献血策划方案	一封邀请函	一张倡议书	一套宣传物料	一个启动仪式
· 结合团体的主题进行个性策划 · 应根据场地确认每批采血人数，使献血活动尽量少影响正常工作	· 协助撰写邀请函，可通过金宏网或邮箱等渠道发送，以便于团体管理者知悉和进行公文流转	· 协助撰写倡议书，用于内部宣传动员	· 协助设计物料，用于内部宣传动员，形式包括： -线上：电子海报、短视频（可用于公众号、网站等） -线下：宣传单页、宣传海报/易拉宝、横幅	· 为第一次组织献血的团体、带头献血的行业或有特殊意义的团体献血举办仪式（个性化定制）
①	②	③	④	⑤

工作内容与操作标准

十个 " 一 "

一场科普讲座	一次现场动员	一份应急预案	一场献血预演	一次媒体沟通
• 充分利用血站相关资源协助组织团体举行科普讲座，包括但不限于无偿献血、心理健康、流行病、慢性病知识等主题	• 协助组织团体进行线下动员和报名	• 针对献血反应、设备故障、突发事件等情况制定应急预案	• 在现场或血站内进行模拟预演，确保流程通畅、服务完善	• 根据组织团体意愿联络意向媒体、确认报道口径
6	7	8	9	10

流程六

▶ 组织采血

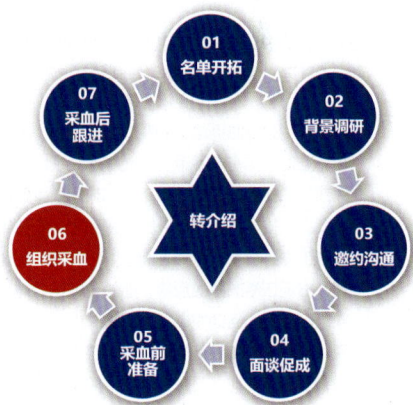

流程六 组织采血

流程目标及影响

本环节目标

- 如期抵达现场，做好准备；按时开展服务，如期结束。
- 提供流畅、高效、温暖且专业的采血服务。
- 让参与献血的员工、献血组织者和组织团队、团体的管理者都体验到高标准的服务，并收获"惊喜"。

实施本流程的影响

- 如期抵达、按时结束，这是实现信守承诺、优质服务的第一要务。
- 高效而有序的布场，可以提升组织团体的好评度和信任度。
- 明确的分工、严密的服务衔接、周到细致的服务，可以提升组织团体的好评度和满意度。
- 专业而充满人性的关怀可以提升参与员工的好评度，进而提升对组织者的好评度，增强该组织者和团体坚持组织献血的意愿。
- 高质量的现场呈现可以提升管理者对无偿献血的印象、认知和好评度，进而提升对无偿献血的支持力度。
- 与媒体的对接高效且专业，可以提升媒体的好感与报道的质量，进而提升组织团体的好评度和忠诚度。

流程六 组织献血

客户期望

在本流程中，我需要这样一个专业的服务人员。

组织采血，我希望：

- 提前或至少按时抵达，如期或提前结束，这让我感觉血站很可靠，以后还可以继续组织类似活动。
- 布场准备工作有条不紊、忙而不乱，现场分工明确、衔接严密无缺失，这让我感觉血站很专业，值得信赖。
- 大部分工作都是他们在做，我们只需要少数几个人提供支持即可，这使我们组织团队几乎不会影响正常工作。
- 分批次安排员工采血，一批快采完了才安排下一批，几乎没有影响员工的正常工作，这让我很放心。
- 现场工作人员不仅专业，而且非常和气，对献血者充满了关心，参与献血的员工都夸我们这次组织得好。
- 即便出现正常的献血反应，血站也做了及时而专业的处置，有反应的员工没有任何怨言，反倒十分理解，这让我对再次组织类似的活动充满信心。
- 现场布景十分美观，血站还邀请了主流媒体专门拍摄照片、视频与撰写报道，并给我们提供一份留存，既让我们的工作有了具体呈现，又减少了我们的工作量，让我们收获"意外之喜"。

工作内容与操作标准

序号	工作流程	工作内容
1	抵达现场	• 提前30～40分钟到达献血地点 • 按提前确定的方案停放车辆
2	布场 （含献血车和现场）	（20分钟内结束） • 与组织方再次确认功能分区和动线，如有突发情况，尽快处理 • 摆放设备和现场物料，接通电源 • 岗前准备：人员到位、机器开通、试剂等物料到位 • 准备结束，礼宾站姿拍照 • 采血车组长检查，布场结束
3	一个惊喜	• 开展采血工作　　• 争取创造惊喜
4	结束离场	• 礼貌告别，全体离场

流程七

▶ 采血后跟进

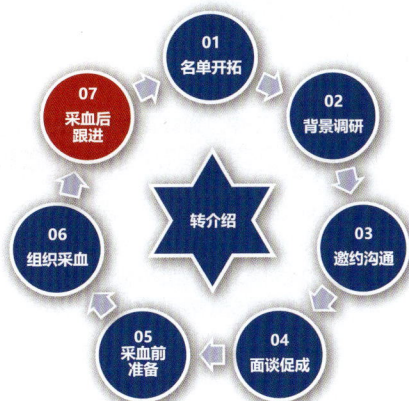

流程七 采血后跟进

流程目标及影响

本环节目标

- 及时跟进，加深组织团体对无偿献血活动的印象。
- 及时主动回访各群体对本次采血服务的评价，主动提升组织者的好评度；及时获得用户全面真实的反馈，为优化服务提供参考。
- 跟进落实媒体报道、发放锦旗等事宜，这有助于进一步拉近与组织团体的关系，为索取转介绍提供优越条件。
- 再次提醒半年、年度、双年团体表彰奖励，推动献血团体和组织者继续组织献血。
- 主动联络有特殊血型的献血员工，及时补充血站献血队伍。
- 按系统要求对献血员工发送确认短信，提升员工个人好评度，提升个人献血忠诚度，将其转化成为固定献血者。
- 对发生献血反应的员工一对一及时回访和跟进，提升员工的个人好评度，进而提升组织团体继续组织献血的热情。
- 争取获得下次组织活动的承诺。

实施本流程的影响

- 献血后比献血前更为重要，因为献血活动结束后，组织者并无额外期待，但是我们做的回馈活动越多，就越容易超出用户心理预期，从而更容易促使其坚持组织和转介绍。
- 对献血员工一对一的跟进有助于把员工转化为个人长期献血者。
- 后续媒体报道、发放锦旗和表彰有助于获得团体管理者的持续支持。

流程七 采血后跟进

客户期望

在本流程中，我需要这样一个专业的服务人员。

采血后跟进，我希望：

- 继续保持联系，活动结束后即断联，会让我觉得活动组织带有功利心。
- 及时收集和跟进承诺的媒体报道，并发放锦旗；提醒我向领导汇报并进行内部展示，帮助我展现工作成绩。
- 及时对员工，特别是出现反应或不适的员工进行回访，他们会给予组织工作好评，这会让我的工作很出彩。
- 及时提醒我邀请领导参加半年、年度和双年团体表彰，这可以帮助我与领导沟通，对于双方的工作来说都是一次很好的展示机会。

流程七 采血后跟进

工作内容与操作标准

十个"一"

一份意外险	一份明细表	一封感谢信 （或锦旗或奖牌）	一支应急献血队伍	一篇动态报道
• 为献血者赠送一份意外险（半年） • 献血结束后自动发送短信提醒献血者赠送成功	• 献血结束后导出一份献血明细表	• 按模版设计制作并致送 • 电子版不超过次日下班前致送，实物三日内致送	• 名单存档，该团体自动成为血站应急献血队伍	• 跟进媒体，确保如期发出报道，并搜集整理，向组织者进行反馈
①	②	③	④	⑤

一组短信	一次跟踪回访	一个月度光荣榜	一次年度交流会	一次双年表彰
• 按血站要求向献血者发送一组跟踪短信	• 对特殊献血者进行跟踪回访 • 对组织者满意度进行跟踪回访	• 每月公布团体献血单位光荣榜（发布在微信公众号），如有本次献血团体应及时告知	• 每年召开团体献血组织交流会，如有本次献血团体应及时告知	• 每两年对献血团体进行一次国家/省/市级表彰，如有本次献血团体应及时告知
⑥	⑦	⑧	⑨	⑩

跋

迈向卓越献血服务的无尽旅程

"以能保我子孙黎民，亦职有利哉。" ——《尚书·泰誓上》

强调服务的目的在于保护献血者及受血者，确保他们的权益得到保障，体现服务的公益性和社会责任感。

感谢您阅读本书。希望能与您产生一些共鸣。如您有任何意见或建议请拨冗赐教：*akiki@126.com*。

卓越献血服务之路永无止境。怀着对献血服务事业的深情与执着，回顾这段旅程，我们深感责任重大，也倍感自豪。

每一次献血都是对生命的尊重与奉献，而我们的工作则是为这份奉献提供卓越的服务保障。为无偿献血事业不懈奋斗，不仅是为了青岛市的用血充足与安全，更是为了全国献血服务事业的繁荣发展。在未来的日子里，我们期待与每个血站人、每名献血者、每位志愿者共同携手，书写献血服务事业的辉煌篇章。

为实现卓越献血服务，我们永远在路上。